COXOTUBERCULOSE

SOCIÉTÉ ANONYME D'IMPRIMERIE DE VILLEFRANCHE-DE-ROUERGUE
Jules BARDOUX, Directeur.

COXOTUBERCULOSE

LEÇONS FAITES

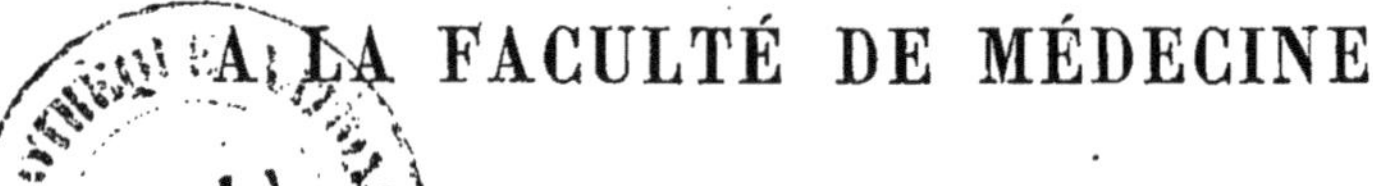

A LA FACULTÉ DE MÉDECINE

PAR

Le Professeur LANNELONGUE

MEMBRE DE L'ACADÉMIE DE MÉDECINE
CHIRURGIEN DE L'HOPITAL TROUSSEAU

RECUEILLIES PAR

Le Dr MÉNARD

CHEF DE CLINIQUE DE LA FACULTÉ

Avec 35 figures dans le texte et 4 planches
en chromolithographie

PARIS

ASSELIN ET HOUZEAU

LIBRAIRES DE LA FACULTÉ DE MÉDECINE

et de la Société centrale de médecine vétérinaire,

Place de l'École-de-Médecine

1886

COXOTUBERCULOSE

PREMIÈRE LEÇON

SOMMAIRE

INTRODUCTION. — L'ordre nosologique à suivre pour l'étude des arthrites et des ostéo-arthrites de la hanche doit avoir pour base la notion étiologique. — Classification de ces arthrites. — Le mot *coxalgie* est impropre; il a été la source de confusions regrettables, et doit être réservé pour désigner exclusivement la maladie de Brodie. — Le terme *coxotuberculose* est employé pour désigner l'affection tuberculeuse de la hanche.

ANATOMIE PATHOLOGIQUE. — Physionomie générale du cadavre et des altérations articulaires à une période avancée.

Lésions initiales. — Leur nature, leur siège. — Pauvreté des documents à ce sujet; quatre observations personnelles.

Etude des foyers tuberculeux initiaux dans les os. — Cavernes osseuses et séquestres. — Progrès des altérations primitives, envahissement de la synoviale. — Accroissement des altérations osseuses. — Phénomène de l'ulcération compressive. — Déformations de la tête du fémur et du cotyle : la tête fémorale diminue de volume, disparaît même en entier avec le col du fémur; le cotyle s'élargit considérablement. — Ulcérations et perforations du cotyle. — Tendances réparatrices : formation d'os nouveau sur le bassin et le fémur.

Altérations de la synoviale et de la capsule. — Fongosités tuberculeuses, abcès froids. — Lésions de voisinage : dans les muscles, les vaisseaux, les nerfs, les ganglions. — Infection de proche en proche jusqu'au péritoine et sur cette membrane.

Lésions à distance. — Tuberculoses multiples. — Troubles nutritifs et atrophie du membre.

Déplacements des os. — Empiétement; chevauchement; luxations spontanées, lentes et progressives; luxations brusques.

Cas anciens. — Rétrécissements du bassin.

INTRODUCTION

Dans une leçon précédente, j'ai donné les motifs qui m'ont fait adopter comme base d'étude des arthrites de la hanche la notion d'étiologie, qui, à mon sens, établit mieux que toute autre, pour les maladies à localisation fixe, les entités pathologiques, ou, si l'on veut, les espèces morbides. L'ordre nosologique établi sur ce principe non seulement acquiert une rigueur plus grande, mais il parle plus clairement à l'esprit, et son exposition en est plus facile par l'élimination, dans chaque cas particulier, des processus morbides communs ou indifférents.

Comprises de la sorte, les arthrites de la hanche se groupent de la manière suivante :

I. Arthrites traumatiques.

II. Arthrites inflammatoires, par propagation ou de voisinage.

III. Arthrites des maladies généralisées, du rhumatisme aigu et chronique, de la goutte.

IV. Arthrites des maladies de l'encéphale et de la moelle épinière, de l'ataxie musculaire locomotrice, etc.

V. Arthrites septiques, parasitaires ou virulentes, microbiennes pour la plupart; ce sont celles de la tuberculose, de l'ostéomyélite, de la blennorrhagie, des infections purulente et puerpérale, de la scarlatine, de la morve, de la rougeole, de la variole, de la fièvre typhoïde, de la diphthérie, de la syphilis, etc.

Dans cette classification ne figure point la coxalgie dite hystérique, attendu qu'ici, l'arthrite faisant défaut, le complexus morbide est exclusivement péri-articulaire, et que par suite, on ne saurait, en aucune manière, l'encadrer dans le groupe des arthrites.

Or, par un abus de langage difficilement explicable, et qui, en tout cas, ne se justifie plus aujourd'hui, le mot *coxalgie,* dont le sens étymologique ne rappelle nullement une altération organique de la jointure, est celui qui a prévalu, et dont on se sert pour désigner la plupart des arthrites de la hanche. Il est devenu ainsi le nom générique d'états morbides fort différents et sans liens de parenté ; cela n'aurait pas grand inconvénient, si l'on avait pris soin de considérer isolément chacun de ces états, en leur donnant leur véritable modalité anatomique d'accord avec les caractères de leur expression symptomatique. Mais ce n'est que très exceptionnellement qu'on a procédé ainsi ; de là une confusion des plus regrettables entre choses différentes, sous le couvert d'un même nom, source de nombreuses erreurs et de beaucoup d'obscurités.

D'après son étymologie (*coxa,* hanche ; ἄλγος, douleur), le mot *coxalgie* convient merveilleusement à cet ensemble douloureux si bien décrit par Brodie, et que, par superfétation, on appelle coxalgie hystérique. Ici, le phénomène douleur est bien le symptôme prédominant, et son importance, jointe à l'absence de toute altération articulaire, suffit pour rendre légitime cette interprétation.

Mais, dans les arthrites de la hanche, dans la *tuberculose* de cette jointure, dont l'étude est l'objet de ces leçons, le phénomène douleur est tout à fait secondaire et accessoire devant une lésion fondamentale et primitive, aujourd'hui parfaitement connue. Aussi importe-t-il, croyons-nous, de faire cesser désormais toute incertitude et tout malentendu, en substituant une dénomination logique et vraie à une notion empirique et fausse. Le nom de *coxotuberculose* se présente assez naturellement, pour traduire à la fois le fait anatomique et la notion étiologique inhérente à ce fait ; je l'emploierai donc, à défaut de mot meilleur, et malgré ma répugnance à introduire un mot nouveau. Ce n'est pas d'ailleurs d'une pure substitution de terme qu'il s'agit[1], mais bien de la nécessité de mettre en relief une localisation morbide, dont la constance et la fixité des phénomènes sont des plus remarquables, et d'en déduire les relations légitimes des symptômes et des lésions. Une analyse physiologique et pathologique rigoureuse montrera plus tard quels sont ces rapports, et quelle est l'utilité de les bien connaître pour la direction du traitement de la coxotuberculose.

1. Les considérations précédentes nous dispensent de retracer un historique exposé partout du syndrome clinique désigné vulgairement sous le nom de coxalgie. Nous nous bornons à rappeler ici la synonymie du mot *coxalgie* lui-même : ἰσχιάδος χρονίης (Hippocrate), *morbus coxæ, morbus coxendicis* (Galien, Paul d'Egine), *dislocatio hanchæ* (Albucasis), goutte sciatique (A. Paré), *arthritis ischiatica* (Morgagni), *morbus coxarius* (Dehaen, 1759), luxation symptomatique (Dupuytren), luxation spontanée (Boyer, 1803), coxarthrocace (Rust, 1817), coxalgie (Wirth., *Diss. de Coxalgia,* Wurceb., 1809), fémoro-coxalgie (J.-D. Larrey, 1812), coxopathie (Cazin).

ANATOMIE PATHOLOGIQUE

Le cadavre d'un sujet qui a succombé à la coxotuberculose est presque toujours profondément émacié. Son aspect général rappelle une cachexie extrême. Par exception, il peut posséder un certain degré d'embonpoint; la mort n'est plus alors imputable à l'affection de la hanche, mais bien à une complication intercurrente, la méningite plus souvent que toute autre, qui emporte promptement le malade, sans qu'aucune émaciation se soit produite. Quelle que soit d'ailleurs l'apparence du cadavre, les altérations de nature tuberculeuse ne sont pas limitées à la jointure malade. De nombreux tubercules, à des degrés variables d'évolution, sont découverts dans les viscères : les poumons, les méninges, l'intestin, les grandes séreuses, le foie, les reins, les ganglions du mésentère, du médiastin ou d'ailleurs. Mais on trouve en plus, dans ces viscères, des altérations d'un autre ordre, quoique liées d'habitude à la tuberculose. Ce sont les dégénérescences nutritives, amyloïde et grasse, les scléroses.

Le foie, tuberculeux ou non, est volumineux. Ses bords sont arrondis, sa capsule est plus épaisse. A la coupe, son tissu est peu vasculaire, jaunâtre, graisseux au contact du doigt; d'autres fois, il est pâle, grisâtre, demi-transparent, et on produit par l'iode la réaction de la substance amyloïde. Les reins peuvent aussi présenter la dégénérescence graisseuse ou amyloïde, ou bien ils sont scléreux.

Les membres inférieurs sont tantôt infiltrés, tantôt desséchés par l'amaigrissement et l'atrophie musculaire. La cuisse du côté malade se renfle en gigot à son extrémité supérieure. La peau de la région est amincie, luisante, tendue par l'œdème des tissus sous-jacents. Les poils sont anormalement développés, longs, minces, plus ou moins clairsemés. Une ou plusieurs fistules s'ouvrent sur le pourtour de l'articulation de la hanche, et laissent écouler un liquide sanieux.

Une coupe de la région montre des altérations de tous les tissus, proportionnellement plus étendues sur la capsule articulaire et sur les extrémités osseuses. Au pourtour des trajets fistuleux, la peau est amincie, plus ou moins décollée. Les muscles sont atrophiés, pâles, fibreux, adhérents entre eux, à peine distincts des cloisons conjonctives, qui sont elles-mêmes œdémateuses, lardacées, indurées, enflammées chroniquement. Ici se trouve un clapier sanieux, un décollement étendu ; là, un trajet fistuleux irrégulier, simple ou bifurqué, part de l'articulation ou des os, et se dirige vers l'extérieur, avec des dispositions bizarres. Tantôt l'artère fémorale est saine ; tantôt sa paroi est épaissie, sclérosée, et son calibre rétréci ; souvent, la veine fémorale et la saphène sont oblitérées par un caillot qui s'étend plus ou moins loin vers la fosse iliaque et vers l'extrémité du membre. Les ganglions de l'aine sont généralement altérés : engorgés, volumineux, ou petits, durs, grisâtres, fibreux. La chaîne adénopathique remonte souvent plus haut, jusque dans la fosse iliaque ; elle acquiert sur certains points un volume assez considérable pour dévier et comprimer les gros vaisseaux. Les ganglions présentent divers degrés de l'altération tuberculeuse : gonflement et prolifération simple, sans granulations visibles à l'œil nu, tubercules miliaires petits, amas tuberculeux ramollis, caséifiés; enfin, vastes foyers constitués comme les abcès froids ordinaires.

A cette période avancée de la coxotuberculose, la cavité articulaire contient une certaine quantité de liquide sanieux, infect, mêlé de grumeaux, de parcelles osseuses. La capsule et la synoviale n'ont plus rien de leurs caractères normaux. Sur certains points, elles sont comprises dans un tissu lardacé qui se continue extérieurement avec les muscles et les espaces celluleux voisins. Ailleurs, elles sont transformées en un tissu de fongosités qui remplit une partie de la jointure, et se prolonge dans les os et dans les tissus voisins. La continuité de la synoviale est souvent interrompue par des ulcérations qui font

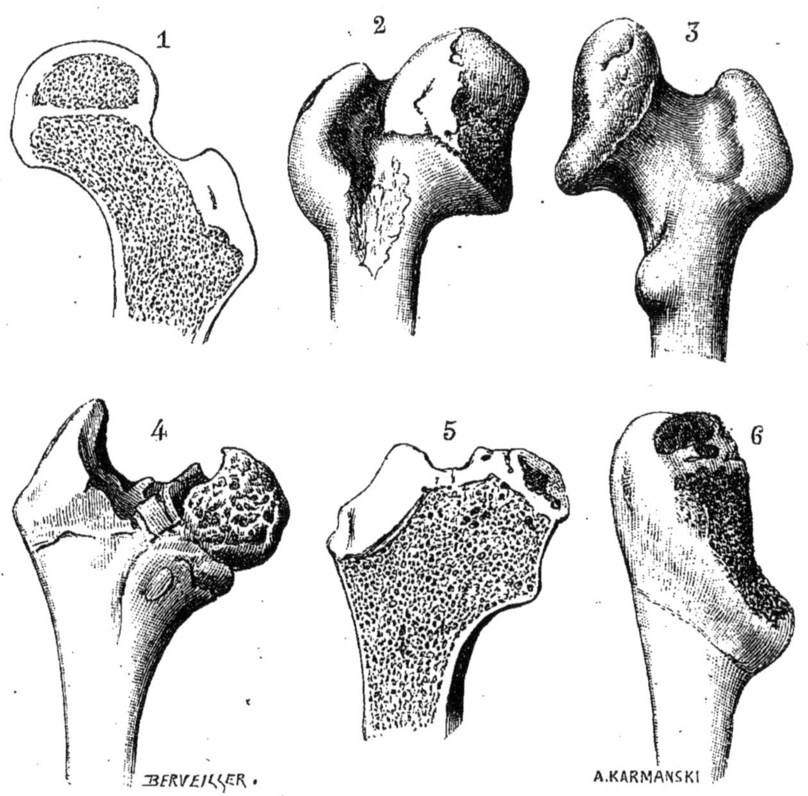

ALTÉRATIONS DE L'EXTRÉMITÉ SUPÉRIEURE DU FÉMUR DANS LA COXOTUBERCULOSE

Fig. 1. — Coupe représentant l'état normal.
Fig. 2. — Déformation de la tête : disparition d'un segment considérable ; ulcération et aplatissement de la partie qui reste. (Voir obs. XI, p. 195.)
Fig. 3. — Ulcération de la surface centrale de la tête. (Voir obs. XII, p. 196.)
Fig. 4. — Ulcération profonde de la partie supérieure de la tête et du col du fémur, en rapport avec le bord du cotyle. (Voir obs. XIII, pag. 196.)
Fig. 5. — Disparition presque totale de la tête du fémur qui est réduite à un petit noyau. (Voir obs. XIV, p. 197.)
Fig. 6. — Disparition totale de la tête et du col du fémur par ulcération. (Voir obs. XV, p. 197.)

communiquer la cavité articulaire avec un abcès ou avec un trajet fistuleux.

Les os présentent les altérations les plus frappantes ; le fémur et l'os coxal sont atteints plus ou moins profondément.

La tête fémorale est déformée, diminuée de volume, ulcérée. Son cartilage a disparu en totalité, ou seulement sur une partie de sa surface; ailleurs il est altéré, aminci, flottant, décollé par les fongosités qui émergent du tissu osseux. Si la destruction est portée plus loin, une partie ou la totalité de la tête a disparu, et l'ulcération peut avoir emporté tout le col fémoral. Parfois un séquestre plus ou moins volumineux, provenant de ces parties, s'est détaché dans la cavité articulaire. Dans des cas en apparence un peu moins avancés, on trouve, en pratiquant des coupes sur la tête ou sur le còl du fémur, une ou plusieurs cavernes remplies de tissus fongueux, ou bien moulées sur un séquestre encore invaginé.

Du côté de l'os coxal, ce sont les mêmes lésions ulcéreuses et destructives, mais avec un aspect général différent. Tandis que la tête fémorale est plus ou moins réduite dans ses dimensions, la cavité cotyloïde est presque toujours élargie, principalement en haut. Le cartilage et le tissu osseux ont d'ailleurs subi les mêmes altérations. Le cartilage a disparu dans la région supérieure ; au-dessous de lui, l'os est ulcéré, le rebord cotyloïdien semble reporté plus loin vers la crête iliaque ; la forme générale du cotyle est plus ou moins profondément modifiée ; il arrive parfois que ce travail d'ulcération a perforé l'os iliaque, et fait communiquer la cavité cotyloïde avec le bassin. Les fongosités, s'il y en a, s'amassent de préférence dans la région inférieure.

On voit, par l'exposé précédent, que les ligaments articulaires ont perdu une grande partie de leur solidité d'une part, et que, d'autre part, les surfaces ne se correspondent plus avec exactitude, comme à l'état normal. Il est aisé de prévoir des changements de rapports entre les os, et des luxations à des degrés divers. Mais nous ne faisons qu'indiquer ces faits en ce moment ; nous y reviendrons en détail plus tard.

Tel est le tableau sommaire d'une autopsie d'arthrite tuberculeuse de la hanche à une période très avancée, après une évolution d'une à plusieurs années. Parmi ces lésions, toutes également profondes, toutes sur le même plan pour ainsi dire, il est difficile de marquer des rapports chronologiques, d'établir une filiation, de déterminer lesquelles sont primitives, lesquelles sont consécutives. Il est plus difficile encore de saisir la

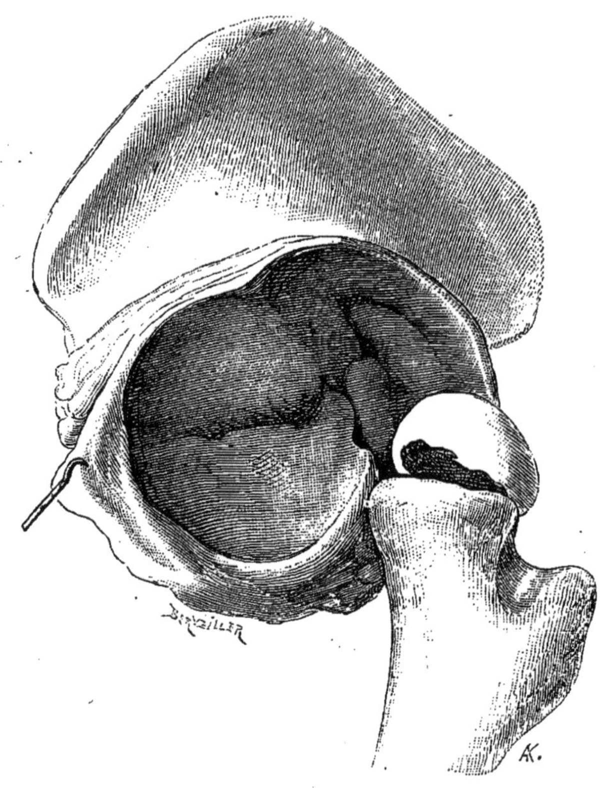

FIG. 7. — Agrandissement considérable de la cavité cotyloïde. Décollement épiphysaire de la tête fémorale. (Voir obs. XVI, p. 198.)

raison d'être d'une disposition qui suit presque toujours une marche uniforme. La solution de ces questions ne peut être donnée que par la connaissance des altérations initiales, jointe à celle de leur progrès, de leur propagation, et des lésions secondaires qu'elles engendrent.

ALTÉRATIONS INITIALES — LEUR SIÈGE — LEUR NATURE

La coxotuberculose n'étant pas une maladie rapidement mortelle, on a rarement l'occasion d'en faire l'étude anatomique à la période de début. Les auteurs ne fournissent sur ce point que des documents très peu nombreux, et encore plus incomplets. Holmes rapporte les résultats de deux autopsies de coxalgie au début; il a noté des lésions inflammatoires de la synoviale et du ligament rond, une érosion de ce ligament. Marjolin et Gosselin ont fait chacun un examen de la hanche dans les mêmes circonstances; leur relation se rapproche plus ou moins de celle de Holmes. Congestion, inflammation de la synoviale, érosion du ligament rond, léger épanchement séreux dans l'articulation, telles sont les lésions constatées. Il n'est pas question d'altérations osseuses. Guéniot a observé deux cas. Dans le premier, outre les lésions inflammatoires de la synoviale et du ligament rond, et quelques rares fausses membranes sur la partie de la séreuse qui revêt le col fémoral, il a trouvé une dénudation peu étendue, une érosion sur la face postérieure du col; le cotyle était intact. Les cartilages d'encroûtement des deux surfaces iliaque et fémorale avaient une teinte jaunâtre ou rosée par places, au lieu de la couleur bleue translucide de l'état sain. Il n'y avait pas trace d'épanchement. Dans le second cas, Guéniot indique encore la même teinte jaune et le défaut de translucidité des cartilages articulaires.

A une époque beaucoup plus récente, Barwell [1] a publié dans son traité des maladies articulaires une observation intéressante. Un enfant de cinq ans était mort de méningite tuberculeuse, cinq ou six semaines environ après l'apparition des premiers symptômes de la coxotuberculose. A la face inférieure de l'extrémité fémorale, à la fois sur la tête et sur le col, il y

1. Barwell, *Treatise on diseases of joints*, 2e édition, 1881, p. 412.

avait une excavation, largement ouverte dans la jointure, et remplie d'un pus épais, de détritus osseux et de tissu de granulations. Au niveau de l'ouverture, le cartilage avait disparu ; de plus, il était décollé dans le voisinage et jusqu'à une distance considérable. Ce fait contraste avec les précédents par l'étendue et la profondeur de la lésion du squelette. Barwell note en-

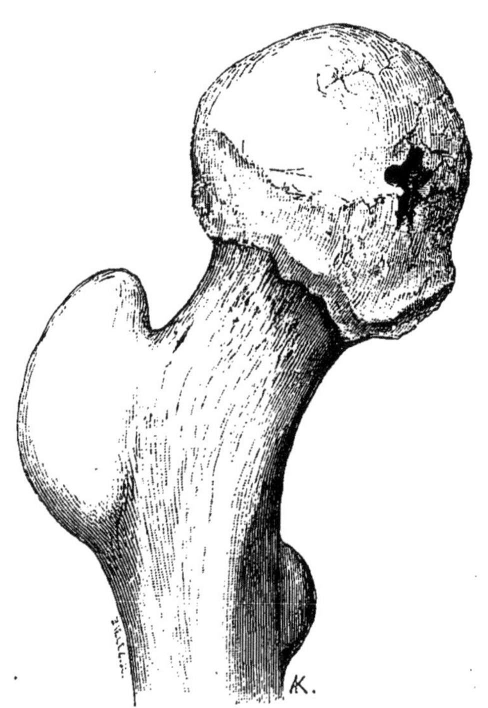

Fig. 8. — Cavité tuberculeuse assez profonde et rameuse de la tête du fémur. (Voir obs. XVII, p. 199.)

core que le ligament rond était éraillé, presque complètement détruit.

Il ne faut pas s'étonner du degré avancé de ces altérations constatées peu de temps après le début des symptômes : car les lésions tuberculeuses par elles-mêmes ne se révèlent par aucun trouble fonctionnel, ni par la douleur. Les symptômes pathologiques n'apparaissent que lorsqu'il s'ajoute une irritation sur la synoviale ou les parties voisines.

Quatre autopsies de coxotuberculose au début, chez des enfants morts du croup dans mon service d'hôpital, m'ont révélé des altérations déjà notables dans le squelette, alors que les lésions de la jointure étaient presque nulles dans deux cas, et fort minimes dans les deux autres.

Sur deux pièces appartenant à des sujets différents, il existe, sur chacune, une petite caverne dans la tête fémorale, et sur les deux autres, ce sont des foyers caséeux d'infiltration du tissu spongieux, l'un tout à fait au début, l'autre plus avancé. Ces pièces sont conservées dans ma collection de l'hôpital Trousseau. Dans aucun de ces faits, il n'existait d'épanchement appréciable dans la jointure, et cela est utile à noter, à cause de l'importance qu'on a voulu donner à l'épanchement articulaire, dans le mécanisme pathogénique des attitudes du début. La recherche des lésions initiales de la coxotuberculose impose l'obligation de couper dans tous les sens les extrémités articulaires avec le couteau et non avec la scie, si l'on veut discerner, comme il convient, le caractère des altérations. De plus, les résultats que nous consignons, ne sont nullement en désaccord avec ceux qu'ont fournis les résections précoces faites en Allemagne et en Angleterre; ils se présentent avec plus d'évidence.

Étant donné que les autopsies de coxotuberculose au début ne sont pas encore nombreuses et sont souvent incomplètes, et que, d'autre part, les faits sont en eux-mêmes très significatifs, nous croyons devoir consigner ici ces observations. L'une d'elles, la seconde, a été l'objet d'une expérience cadavérique, en vue d'étudier les effets de l'extension continue. C'est la première fois qu'une expérience de cette nature a été faite sur une articulation altérée. Les résultats en sont importants. Les altérations ont été reproduites dans la planche I, fig. 1, 2 et 3, p. 12, et dans la fig. 8, p. 11.

PL. I.

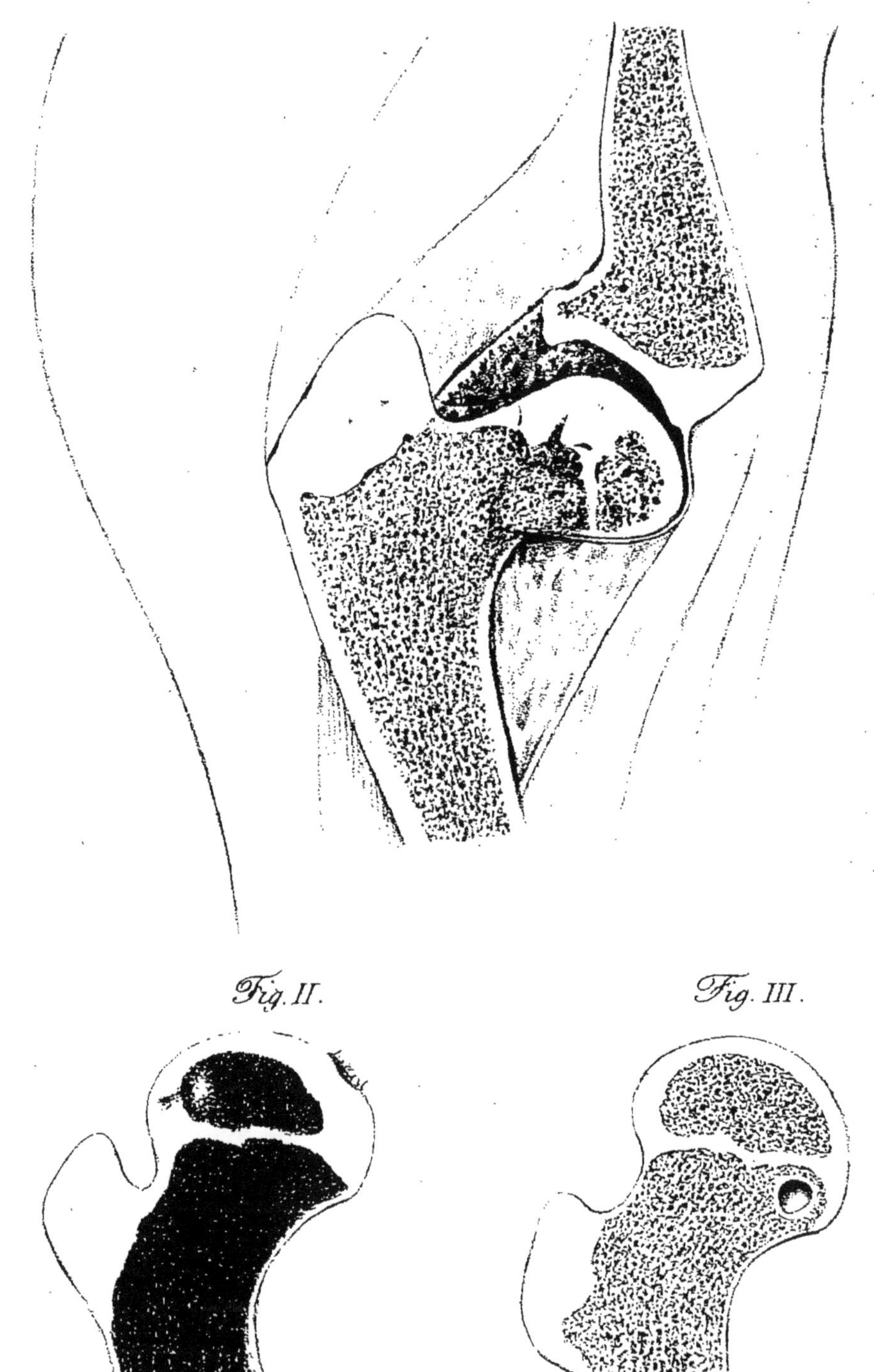

ALTÉRATIONS INITIALES DE LA COXOTUBERCULOSE:

Fig. 1. Foyer tuberculeux du col fémoral avec sa coloration jaunatre. Écarteme des surfaces articulaires résultant de l'extension continue appliquée penda

OBSERVATIONS DE TUBERCULOSE RÉCENTE

Obs. I. — *Coxotuberculose récente; cavité tuberculeuse de la tête du fémur; lésions peu accusées de la synoviale*[1]. (V. pl. I, fig. 3, p. 12.) — Alice-Germaine Thomas, âgée de trois ans et demi, est amenée dans mon service, le 12 octobre 1880. Elle est atteinte d'une coxalgie du côté droit. Ses antécédents pathologiques sont peu nombreux. Nourrie par sa mère, elle n'a pas souffert, et elle a commencé à marcher vers le onzième mois. Plus tard, elle n'a eu qu'une rougeole sans complications, à l'âge de dix-huit mois. Pas de gourme, pas d'engorgements ganglionnaires. Ses parents paraissent jouir d'une bonne santé. Vers le mois d'août 1880, la mère remarqua que l'enfant se fatiguait plus vite qu'auparavant pendant la marche. Pourtant, l'enfant ne paraissait pas souffrir et ne se plaignait pas. Dans les premiers jours de septembre, elle boita pendant quelques jours, puis la claudication cessa. Enfin, vers la fin du mois de septembre, la claudication reparut, et l'enfant se plaignit en même temps de quelques douleurs dans la jambe. C'est dans ces conditions que la mère la conduisit à l'hôpital Trousseau, et nous la prîmes dans notre service; elle fut placée salle Sainte-Eugénie, n° 9.

L'examen de l'enfant fait reconnaître très vite une coxalgie strumeuse ordinaire. Le membre présente un amaigrissement plus prononcé à la cuisse qu'à la jambe, peu considérable cependant. Il offre un allongement apparent; il est un peu fléchi sur le tronc, et on ne peut le redresser complètement. En le mettant dans la flexion, on ne peut produire la rotation en dehors ni l'abduction. Enfin il existe une douleur à la pression sur la tête du fémur, sur le grand trochanter. Je n'insiste pas sur ces phénomènes, ce sont ceux qui se trouvent être l'expression de la coxalgie vulgaire.

Pendant quelques jours, l'enfant fut tenue au repos absolu, dans son lit. Mais plus tard, reconnaissant que la flexion du membre s'accentuait davantage, je pris le parti d'appliquer un appareil inamovible en redressant légèrement le membre, c'est-à-dire en le plaçant dans l'extension; le redressement fut facile sous le chloroforme. L'appareil silicaté fut bien supporté, et l'enfant se trouvait très bien, lorsque, le 20 décembre, elle fut prise de diphthérie. Elle succomba, malgré la trachéotomie, le 26 décembre.

Autopsie. — Hanche du côté malade. Les parties molles jusqu'à la

1. Cette observation a déjà été publiée dans les Bulletins de la Société de chirurgie de Paris, t. VII, p. 9 (séance du 29 décembre 1881).

capsule n'offrent rien d'anormal; la surface externe de la capsule est tout à fait saine; on l'incise circulairement sur la cavité cotyloïde, et on examine l'intérieur de l'articulation d'abord. Il n'y a pas trace de liquide épanché. La tête du fémur joue bien dans la cavité et dans tous les sens.

Synoviale. — Sur certains points, la synoviale paraît saine; mais sur d'autres régions, la synoviale présente un épaississement déjà fongueux. La région où cette transformation de la synoviale s'est accomplie, est principalement la région inférieure et postérieure. Ces fongosités, qui sont rougeâtres et papillaires, partent du col fémoral près de la tête du fémur. En même temps, le ligament rond est rouge, très vasculaire, et un peu fongueux lui-même. La capsule est épaissie dans les points fongueux.

La tête du fémur n'offre aucune déformation apparente, pas plus que la cavité cotyloïde. Les cartilages ont conservé, sur bien des points, leurs caractères physiques; pourtant, dans certains points de la tête du fémur, le cartilage est aminci, et son élasticité est moindre.

Coupe du fémur. — En faisant au couteau une coupe médiane de la tête et du col du fémur, on découvre les lésions suivantes. Entre le cartilage d'encroûtement et le cartilage épiphysaire, dans le noyau osseux de la tête du fémur, on trouve un noyau rouge, avec des aréoles qui nous ont paru dilatées, en les comparant avec le côté sain; mais ce qui appelle tout de suite l'attention, c'est l'existence d'une cavité du volume d'un petit haricot. Cette cavité est placée dans la tête du fémur, immédiatement au-dessous du cartilage épiphysaire, à la partie inférieure de cette tête. Elle ne communique pas avec la jointure. Elle en est séparée par une épaisseur d'os de 2 millimètres environ. Cette cavité est remplie par une substance caséeuse, concrète; une mince membrane la tapisse. Autour de la cavité, le tissu osseux présente une zone rouge; mais en quelques points, des fongosités partent de la membrane qui tapisse l'anfractuosité, et arrivent à la surface de l'os, où elles se continuent avec la synoviale épaissie. Il n'existe pas de séquestre.

Le reste du col du fémur offre une teinte rouge à la coupe, sans qu'on puisse dire, à l'œil nu, qu'il existe de l'ostéite raréfiante proprement dite.

Corps du fémur. — Il existe un peu d'ostéite productive sur le fémur, au-dessous du col.

Le canal médullaire est ouvert par une coupe longitudinale de l'os. Ce canal n'est pas agrandi; dans la moelle, on découvre, en la fragmentant avec la pointe d'un scalpel, de petits points brillants, demi-transparents, disséminés dans le canal médullaire : ce sont des granulations; par places, le tissu médullaire est un peu plus sec et décoloré, légèrement anémié. Enfin, dans l'épiphyse inférieure du fémur, la moelle est d'un jaune clair.

Dans l'autre fémur, dans les corps vertébraux, dans le sternum, dans un des humérus, nous ne trouvons pas de lésions du même ordre.

L'encéphale est normal; dans les poumons, nous avons compté trois noyaux crétacés dont l'un a le volume d'un gros pois. Il n'existe pas d'autres tubercules, et les plèvres n'offrent pas de granulations:

Obs. II. — *Coxotuberculose datant d'un mois environ. Tache jaune d'infiltration tuberculeuse dans la tête fémorale. — Lésions très peu accusées.* (V. pl. I, fig. 2, p. 12.) — Garçon de quatre ans. Aucun antécédent de tuberculose, ni dans les parents, ni dans les collatéraux. Nourri par sa mère. — Rougeole à huit mois.

Pour la première fois, il a accusé une légère douleur dans la jambe, il y a trois semaines. On n'y fit pas attention, mais il renouvela ses plaintes, et de plus, par moments, il semblait traîner la jambe. Un jour, au bois de Vincennes, comme on le faisait marcher, il obligea son père à le porter, disant qu'il était fatigué.

Le lendemain, on le conduit à l'hôpital, le 15 janvier 1883. On l'admet. L'enfant est de belle apparence, et ne présente aucun des attributs du tempérament lymphatique. Il se plaint du genou. L'examen de la marche ne révèle pas d'attitude vicieuse; la hanche est douloureuse à la pression, en avant sur la tête du fémur, en dedans au niveau du petit trochanter. Les mouvements sont restreints seulement quand on porte la cuisse dans l'abduction et la rotation en dehors, après l'avoir fléchie sur le bassin. Ce mouvement est arrêté, et on sent la saillie des adducteurs, qui se tendent. Pas de craquements dans la jointure. Atrophie du grand fessier et surtout du triceps crural, principalement du droit antérieur. Les ganglions inguinaux sont un peu plus volumineux que du côté sain. L'enfant était depuis quatre jours dans le service, lorsqu'il fut atteint de diphthérie; et il succomba le 25 janvier.

Autopsie. — Pas de tubercules dans les poumons. — Fausses membranes dans les bronches. — Broncho-pneumonie.

Hanche. — L'articulation ne contient pas de liquide. Les surfaces articulaires ne présentent pas de déformation. Ligament rond intact. Le cartilage permanent de la tête fémoral a ses propriétés physiques à peu près normales. En un point seulement, en bas près du col fémoral, il paraît aminci, il est plus mou, et de plus, on y voit une petite touffe de vaisseaux qui se dirigent vers le cul-de-sac voisin de la synoviale. Il semble que ce soient déjà des fongosités; car la synoviale en ce point présente quelques saillies mamelonnées et vasculaires. Cet état est fort limité ; l'épaississement synovial ne porte pas sur une étendue de 1 centimètre. Ailleurs, cette membrane paraît normale.

Coupe au couteau de la tête du fémur. — Une première coupe, verticale et médiane, ne donne rien; une seconde, en regard du point cartilagineux suspect et de la portion d'apparence fongueuse de la synoviale, fait découvrir dans la tête du fémur une tache jaunâtre, dépassant les dimensions d'une lentille. Ce foyer est placé entre le cartilage épiphysaire et le permanent. Il est constitué par une infiltration caséeuse dans les aréoles un peu agrandies du tissu osseux. Il n'y a pas encore d'ostéite de voisinage appréciable. Seulement, des prolongements cellulo-vasculaires en partent, et traversent le cartilage permanent, pour atteindre le cul-de-sac synovial.

L'articulation ne contient pas de liquide et le cotyle paraît normal. Il existe une teinte légèrement jaunâtre du cartilage permanent de la tête fémorale.

Obs. III. — *Coxotuberculose du côté droit datant de cinq mois. Extension continue pendant quarante-cinq jours. Redressement du membre. — Mort du croup. — Expérience cadavérique importante.* (V. pl. I, fig. 1, p. 12.) — Perdriel (Charles), âgé de quatre ans, entré à l'hôpital Trousseau le 16 octobre 1885; mort le 10 décembre 1885.

Antécédents. — Père et mère bien portants; — un autre enfant bien portant.

Le petit malade a toujours été chétif et délicat, au dire de la mère. Il aurait eu plusieurs fois des bronchites. Au mois de janvier 1885, il a été opéré dans le service pour un petit abcès tuberculeux du gros orteil gauche, d'origine osseuse. En mai et juin 1885, rougeole à l'hôpital Trousseau.

Le début de la coxalgie est postérieur à la rougeole. L'enfant était tout à fait guéri, lorsqu'il éprouva vers le milieu de juillet les premiers phénomènes de sa maladie : ce fut une claudication, très légère et intermittente. La douleur du genou a existé, mais n'a jamais été très marquée ; par intervalles, douleur dans la hanche.

État de l'enfant à son entrée, le 18 octobre. — Le membre inférieur droit est en abduction et en légère rotation en dehors. Les mouvements spontanés sont encore possibles, mais gênés et douloureux. La recherche des points osseux malades permet de constater de la douleur à la pression sur la tête fémorale, en avant et en arrière, sur le grand et sur le petit trochanter. Le membre a un allongement apparent de 1 centimètre, tout au plus. L'épine iliaque antérieure et supérieure est un peu abaissée. En faisant marcher le malade, on voit qu'il traîne la jambe droite en la portant en dehors. Ensellure peu prononcée. Poumons, foie, cœur normaux.

L'enfant a été soumis à l'extension continue depuis le 22 octobre, avec un poids de 2 kilogrammes, puis de 3 kilogrammes ; l'extension n'a été retirée que quatre jours avant la mort, c'est-à-dire le 7 décembre, jour de son passage au pavillon Bretonneau.

Le 15 novembre, en examinant l'enfant, M. Lannelongue constate l'existence, au niveau de la région crurale externe, d'un petit abcès, profond et peu saillant ; cet abcès n'avait pas été trouvé au premier examen ; il a le volume d'un gros marron.

Le 5 décembre, l'enfant est pris de croup ; il est opéré le 7, et il succombe le 10, à dix heures du matin.

Autopsie, le 11 décembre, vingt-quatre heures après la mort. — *Poumons.* — Bronchite capillaire, pas de tubercules. L'insufflation ne distend le poumon qu'imparfaitement. Les bronches sont remplies de muco-pus. Un des ganglions bronchiques est caséeux.

Cœur. — A gauche, caillots cruoriques ; à droite, caillots fibrineux.

Foie un peu volumineux ; il commence à subir la dégénérescence graisseuse.

Examen de la hanche, étude des lésions. — Tête et col du fémur. — Cet examen n'a été fait que postérieurement à l'expérience rapportée à la suite de l'observation. La tête est déformée et aplatie légèrement, en haut et en dehors. Le cartilage permanent ne paraît pas altéré ; il est moins épais en haut qu'en bas. Dans le col fémoral, sur la partie inférieure de ce col, existe un foyer tuberculeux jaunâtre, de près de 1 centimètre de longueur, et de plus d'un demi-centimètre d'épaisseur. Ce foyer présente, en certains points, autour de lui, quelques fongosités. Le cotyle nous a paru exempt de tubercules, mais il n'a pas été examiné en détail, pour la conservation de la pièce. Il est à noter cependant qu'en haut, en arrière et en dehors, là où s'est exercée la compression avant l'extension continue, le bord du cotyle, ou plutôt le fibro-cartilage et le cartilage permanent sont plus mous. La capsule et la synoviale sont en partie fongueuses ; la partie postéro-supérieure de la capsule ne se distingue qu'à peine de la synoviale. Elles sont l'une et l'autre fongueuses et molles. Les fongosités vont sur le bord du cotyle, au point ramolli signalé, et s'insinuent entre les surfaces articulaires, dans l'intervalle qui les sépare et qui semble être le résultat de l'éloignement des surfaces par la traction. Ce qui justifie cette opinion, c'est que ces fongosités sont très molles, nullement adhérentes aux surfaces articulaires, et qu'on les déplace aisément ; elles ont rempli le vide existant. Les fongosités de la capsule partent de la réflexion de la synoviale sur le col fémoral ; sur ce point, à leur surface externe, elles donnent naissance à un abcès occupant le côté externe de la cuisse, et présentant le volume d'une très petite pomme d'api. La partie inférieure de la capsule et de la synoviale, au contraire, est tendue et appliquée sur la tête fémorale qui a descendu, et qui repose en partie sur elles. On les voit amincies en ce point, et c'est à peine si elles ont subi un commencement de transformation fongueuse.

EXPÉRIENCE CADAVÉRIQUE

Le cadavre m'a fourni l'occasion que j'attendais depuis longtemps, d'expérimenter sur un cas récent la méthode de l'extension continue, afin d'en connaître les résultats positifs ou négatifs, au point de vue de l'éloignement des surfaces et des rapports qui s'établissent entre elles, par le fait de la traction.

Jusqu'ici, en effet, on n'a expérimenté cette méthode que sur les articulations saines, c'est-à-dire dans des conditions absolument différentes de la réalité, puisque, chez le sujet atteint de coxotuberculose, la capsule, la synoviale, les ligaments ne tardent pas à être envahis par les fongosités, affaiblis dans leur résistance, et que la conformation des os est elle-même modifiée. Les résultats obtenus nous paraissent d'autant plus concluants qu'avant la mort, c'est-à-dire antérieurement à l'expérience cadavérique, le membre malade a été soumis, pendant une période de quarante-cinq jours, à une traction continue par des poids de 2 kilogrammes d'abord, et de 3 kilogrammes ensuite.

Voici donc les conditions et les résultats de l'expérience. Elle a été faite le 12 décembre, par un temps de neige, le cadavre étant dans une conservation parfaite. Le bassin, séparé du tronc, a été fixé sur une planche en bois ; on a cloué, à la fois, le rachis et l'os iliaque, avec de fortes pointes ; de ce côté, l'adhérence à la planche était complète. La hanche était absolument libre, et on pouvait faire exécuter au membre inférieur atteint quelques petits mouvements de flexion, d'extension, et même de rotation en dehors. L'extension a été faite, comme sur le vivant, à l'aide d'une anse en diachylon appliquée sur la cuisse, au-dessus des condyles fémoraux, et maintenue en ce point, ainsi que sur la jambe, mais plus modérément. Une corde portant 4 kilogrammes s'attachait à l'anse et s'engageait dans une poulie placée à l'extrémité inférieure de la planche.

L'expérience a commencé à 10 heures 1/2 du matin, sans qu'il y eût sur le cadavre la moindre rigidité, et elle a duré jusqu'à 7 heures du soir; le cadavre était dans une pièce chauffée à une température de 15° en moyenne. A 7 heures du soir, sans cesser l'extension continue, on a procédé à la congélation du membre avec des mélanges réfrigérants, composés de sel marin et de glace, et puis, d'acide chlorhydrique et de sulfate de soude. Le lendemain à 9 heures du matin, le membre étant congelé, ou du moins paraissant l'être complètement, j'ai fait une coupe à la scie, approximativement dans l'axe du col fémoral. Cette coupe s'est faite facilement, et sans déranger les rapports des parties; elle a été heureuse, les résultats en ont été immédiatement consignés, et les voici tels qu'ils nous ont apparu.

On voit, tout de suite, que les surfaces ne sont pas en contact, en haut et au centre. Au centre, on peut mesurer 2 millimètres d'écart entre le cartilage de la tête et le cartilage de la cavité cotyloïde. En haut et en dehors, il y a un demi-centimètre d'intervalle entre ces mêmes surfaces. Au contraire, en bas, le cartilage de la tête et celui de la cavité sont en contact. De plus, on voit qu'en bas la capsule est pressée et tendue sur la tête du fémur, tandis qu'en haut l'intervalle existant entre les surfaces articulaires est rempli par une couche de fongosités molles qui n'adhèrent pas aux surfaces cartilagineuses. J'ajoute que la tête a subi un mouvement d'abaissement, attendu qu'il y a près de la moitié de sa surface qui est en dehors du cotyle, et que cette partie est arrondie, tandis que la supérieure est aplatie.

Obs. IV. — *Coxotuberculose. — Cavité tuberculeuse de la tête fémorale.* (V. fig. 8, p. 11.) — Girot, garçon âgé de douze ans, entré le 2 février 1885, salle Blache, n° 1; mort le 19 mars 1885.

Rougeole et coqueluche, il y a deux ans. Depuis six mois, le malade tousse constamment. Il y a quelques jours, hémoptysie qui a déterminé l'entrée à l'hôpital.

Il y a trois mois environ, l'enfant s'est plaint d'une douleur à la hanche droite. Il n'a pas tardé à boiter, et en peu de temps l'attitude est devenue défectueuse.

État actuel. — L'enfant, de constitution misérable, en est arrivé à un état d'hecticité profonde. Diarrhée intense. Ventre tympanisé, avec saillie de l'ombilic.

Craquements humides dans toute la hauteur du poumon droit. Gargouillement au sommet gauche.

Le membre inférieur droit est dans une flexion dont on ne peut triompher, sans entraîner le bassin et provoquer de l'ensellure; il est en même temps dans l'abduction et la rotation en dehors. Le pli de l'aine semble élargi.

Le malade se plaint de douleur au niveau de l'articulation du genou; et, à la pression, on détermine une douleur assez violente, au niveau de la partie antérieure de l'articulation coxo-fémorale.

Depuis l'entrée jusqu'à la mort, la température vespérale est toujours très élevée, oscillant entre 39° et 40°.

Les lésions pulmonaires s'accusent de plus en plus. Souffle amphorique et gargouillement au sommet gauche.

Le 19 mars, le malade meurt asphyxié.

Autopsie. — Poumons : lobe supérieur gauche entièrement détruit par deux immenses cavernes qui communiquent l'une avec l'autre. — Cœur droit : caillot cruorique s'étendant jusque dans l'infundibulum. — Gros intestin : ulcérations sur le côlon ascendant, entourées de végétations polypiformes.

Articulation coxo-fémorale droite. — Tête du fémur : elle a conservé sa forme, mais elle est en partie dépourvue de son cartilage permanent, qui est aminci et presque détruit au centre de la tête. Au niveau de sa circonférence inférieure, non loin du col du fémur, on trouve sur la tête une cavité assez profonde, anfractueuse, en partie remplie de fongosités, tapissée par une membrane fongueuse qui s'enfonce presque à 1 centimètre de profondeur, et vient s'ouvrir dans l'articulation. C'est une véritable caverne. De nombreuses fongosités entourent la tête et ont envahi la capsule. Elles descendent sur le col fémoral. Dans la cavité cotyloïde, on trouve également des fongosités remplissant l'articulation.

Le récit de ces autopsies met en relief l'altération initiale du squelette dans la coxotuberculose ; je suis absolument convaincu, bien qu'on n'en puisse avoir de preuves plus complètes, qu'il en est toujours ainsi, et que l'affection ne débute jamais par la synoviale. Toutefois, j'en excepte les cas peu nombreux où la tuberculose de l'articulation de la hanche est d'origine secondaire. L'abcès d'un mal de Pott, par exemple, peut progressivement s'étendre de la gaine du psoas dans la bourse séreuse profonde qui la sépare de l'articulation coxo-fémorale. Les parois de cette bourse se transforment en membrane tuberculogène. Ultérieurement, cette transformation se propage à la synoviale articulaire, par continuité de tissu et par infection de proche en proche, en vertu de la communication normale qui existe entre la bourse et l'articulation. Dès ce moment, la coxotuberculose est manifeste, et incontestablement d'origine synoviale; les altérations du squelette ne se produisent que postérieurement. D'autres lésions tuberculeuses primitives de la région de la hanche, des ganglions, des bourses séreuses, peuvent amener le même résultat. Mais ces faits sont exceptionnels, et ne sauraient infirmer cette proposition : *La coxotuberculose est primitivement osseuse.*

Or, si l'on cherche des faits probants, pour déterminer si la lésion occupe de préférence la tête du fémur ou le cotyle, on n'arrive pas à cet égard à une démonstration rigoureuse. Toutefois, une série d'arguments militent en faveur du fémur. D'abord, l'examen des désordres dans les autopsies des cas déjà anciens révèle, en général, des altérations proportionnellement plus étendues et plus profondes dans la tête fémorale que sur l'os iliaque. Ensuite, pendant tout le jeune âge, c'est-à-dire à l'époque où la coxotuberculose est la plus commune, la considération du développement des épiphyses de la région vient donner une force nouvelle à cette proposition. L'épiphyse du fémur, en effet, possède une activité de développement de beaucoup supérieure à celle du cotyle. Son cartilage de conjugaison est épais; il préside non seulement à l'allongement de l'os, mais encore à l'accroissement de la tête et du col dans leurs trois dimensions. De par ce fait, il existe à ce niveau une richesse vasculaire très grande, une prolifération cellulaire des plus actives. On doit ajouter que le col fémoral reçoit, durant la station et la marche, les pesées alternatives de la totalité du tronc. Cette dernière influence, jointe à la précédente, constitue pour l'épiphyse fémorale un lieu d'élection pour certaines manifestations morbides, la tuberculose en particulier.

Du côté du cotyle, on trouve, il est vrai, trois disques épiphysaires disposés en Y ; mais ces disques se réduisent pour ainsi dire à un bord, et ils ne président chacun qu'à un faible développement en surface du cotyle. L'activité formative et la vascularisation sont moindres, la prédisposition pathologique moins accusée.

Dans l'extrémité articulaire du fémur, la lésion initiale occupe des sièges divers : le centre de la tête, le voisinage du cartilage permanent ou du cartilage épiphysaire. Dans quelques cas, le col fémoral est atteint tout d'abord, et d'après Barwell le côté inférieur et interne serait un siège d'élection. Enfin, la région des trochanters n'est pas exempte de l'altération initiale. (V. pl. I, fig. 1, 2 et 3, p. 12.)

Sur le cotyle, les localisations primitives sont également variables. On les rencontre au voisinage du cartilage en Y, dans l'épaisseur du rebord cotyloïdien, ou plus profondément, dans l'épaisseur de l'os. Barwell donne, dans son livre, la description et le dessin d'une pièce pathologique dans laquelle la tête fémorale est à peu près saine, tandis que le fond de l'acétabulum est perforé d'un orifice triangulaire, et qu'un abcès s'est formé du côté du bassin ; je rapporte deux exemples analogues. (V. fig. 12, p. 29.)

L'origine de la lésion, son mode d'apparition, peuvent être étudiés non seulement sur les pièces anatomiques appartenant au début de la maladie, mais encore sur celles qui sont plus avancées. Dans ces derniers cas, en effet, on trouve sur différents points des éléments tuberculeux à tous les degrés de développement. Ce sont d'abord de simples granulations, une tache jaune, un groupe tuberculeux. Ces petits foyers de début,

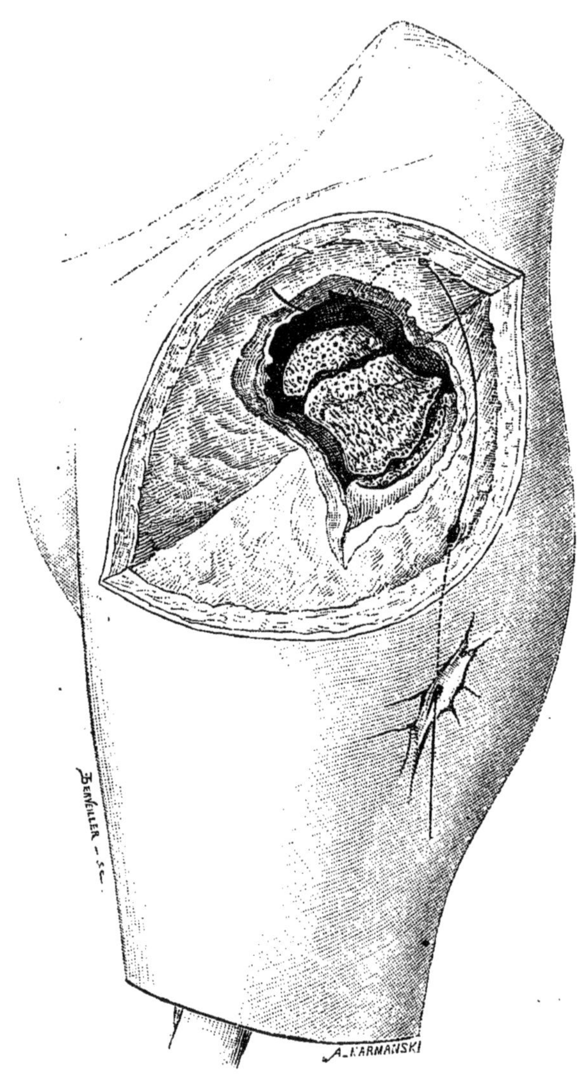

FIG. 9. — Nécrose totale de la tête et du col du fémur. Le cartilage épiphysaire a disparu. (Voir obs. XVIII, p. 200.)

centraux ou périphériques, peuvent rester latents pendant des mois, et même pendant des années, surtout s'ils sont à quelque distance des surfaces articulaires et de la synoviale. Ils peuvent sommeiller sans donner lieu à aucun phénomène appréciable en clinique, si l'articulation n'est pas envahie.

Progrès et développement de la lésion initiale. — Tôt ou tard, le développement du tubercule osseux s'accompagne d'ostéite par irritation de voisinage, ou bien d'ostéite tuberculeuse par propagation des éléments spécifiques. Le foyer primitif s'élargit : dans la zone envahie, les trabécules osseux se raréfient, se résorbent peu à peu, laissant à leur place de petites cavités remplies soit de matière caséeuse, soit de fongosités tuberculeuses. D'autres fois, la vascularisation s'est interrompue dans le foyer ; la nutrition du tissu osseux enflammé ou infiltré de tubercules s'est arrêtée, avant que les éléments durs aient été repris par la circulation ; alors il se forme un séquestre, le plus souvent petit, quelquefois volumineux, pouvant même comprendre une portion importante de l'extrémité osseuse. Sur une pièce de notre collection, la tête et le col dans sa totalité sont détachés en un seul séquestre libre dans la cavité articulaire. (V. fig. 9, p. 23, et fig. 10, p. 25.).

Le plus souvent, l'articulation est atteinte par un processus plus lent. Le foyer tuberculeux s'agrandit peu à peu, gagne la surface de l'os en un point quelconque de l'articulation : tantôt au niveau du cartilage diarthrodial, tantôt sur le col en dedans de la synoviale. Les fongosités qui ont pris naissance dans l'épaisseur du tissu, émergent dans la cavité articulaire. Ces fongosités ont une double origine : il peut se former là de véritables bourgeons charnus, de provenance purement inflammatoire, sans propriétés particulières ; le plus souvent, c'est un tissu de granulations qui contient des éléments tuberculeux, un tissu de propagation qui porte avec lui, à mesure qu'il avance, le principe virulent.

Tel est le mode suivant lequel la lésion, d'abord limitée au tissu osseux, arrive au contact de l'articulation, et envahit la synoviale et la capsule fibreuse. L'infiltration tuberculeuse et l'inflammation chronique qui l'accompagne, s'étendent peu à peu par un processus lent, et détruisent, l'une après l'autre, toutes les parties qui constituent l'article. Parfois, il arrive qu'une arthrite, affectant une allure assez vive, éclate subitement, à une époque qui n'est jamais le début, mais qui n'en est pas très éloignée. C'est là un fait exceptionnel, auquel

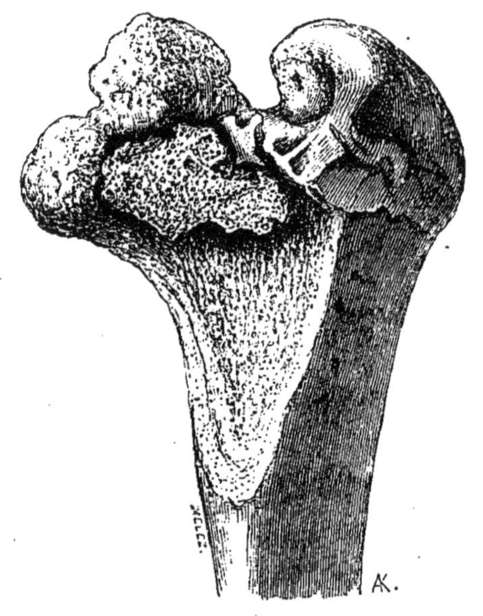

Fig. 10. — Ulcération irrégulière de la tête fémorale. Séquestre volumineux du col du fémur. Production considérable de tissu osseux de nouvelle formation sur le col et l'extrémité supérieure du fémur. (Voir obs. XIX, p. 201.)

convient l'explication suivante. Un foyer tuberculeux, comme ceux dont nous avons montré la formation, peut s'ouvrir dans la cavité articulaire, et y déverser son contenu. Cette irruption sera suivie d'une inflammation aiguë, surtout si en même temps interviennent d'autres causes d'irritation, comme la fatigue ou un traumatisme ; mais même dans ces cas insolites et tout à fait exceptionnels, l'affection avait, à sa période de début, une marche lente et chronique.

Le mode du début de la lésion étant connu maintenant, il

importe de suivre ses progrès dans les os, la synoviale, les parties molles voisines.

Accroissement des altérations osseuses; déformations de la tête du fémur et du cotyle. — Dans une seconde phase, les os subissent des altérations qui se font d'après un ordre presque constant. Cet ordre et l'uniformité d'aspect qui en découle émanent exclusivement d'une influence mécanique qu'il est d'une importance majeure de connaître, non seulement pour l'étude pathogénique des lésions, mais encore, et surtout, pour la thérapeutique.

Il sera établi par l'analyse des symptômes que l'articulation malade prend, dès le début, une attitude fixe due à la contraction musculaire. De cette fixité il résulte qu'une même portion des surfaces de la tête et du cotyle reste dans un contact permanent. Une région de la tète fémorale exerce sur la région correspondante de la cavité cotyloïde une pression continue durant des mois, et même des années. C'est là le fait dominant qui explique l'aspect que vont prendre désormais les déformations osseuses. Sur les points comprimés, les cartilages s'altèrent, s'amincissent et disparaissent, d'autant plus tôt que leur nutrition est profondément affaiblie par l'ostéite et les fongosités sous-jacentes. Dès lors, le tissu osseux, mis à nu, est à son tour l'objet de cette même compression, et on ne doit pas oublier qu'il est atteint d'ostéite raréfiante, et que les aréoles agrandies sont remplies de fongosités. D'une part, sa consistance est amoindrie; d'autre part, les points en contact subissent une pression plus ou moins énergique. De là résulte une destruction lente et progressive des parties comprimées.

Entre les surfaces qui se correspondent, il se fait une adaptation nouvelle. Les parties saillantes, comme le bord du cotyle, s'aplatissent peu à peu. La surface convexe de la tête se creuse à son tour, devient plane et quelquefois s'excave. C'est à ce travail d'origine secondaire que Volkmann a donné le nom de *décubitus ulcéreux;* je l'appelle *ulcération compressive.*

Or, par suite de la fixité de l'attitude pathologique, c'est la partie supérieure, externe et centrale de la tête qui subit en premier lieu ces altérations, tandis que, sur le cotyle, c'est le bord cotyloïdien dans sa partie postéro-externe et supérieure qui est le siège de la compression.

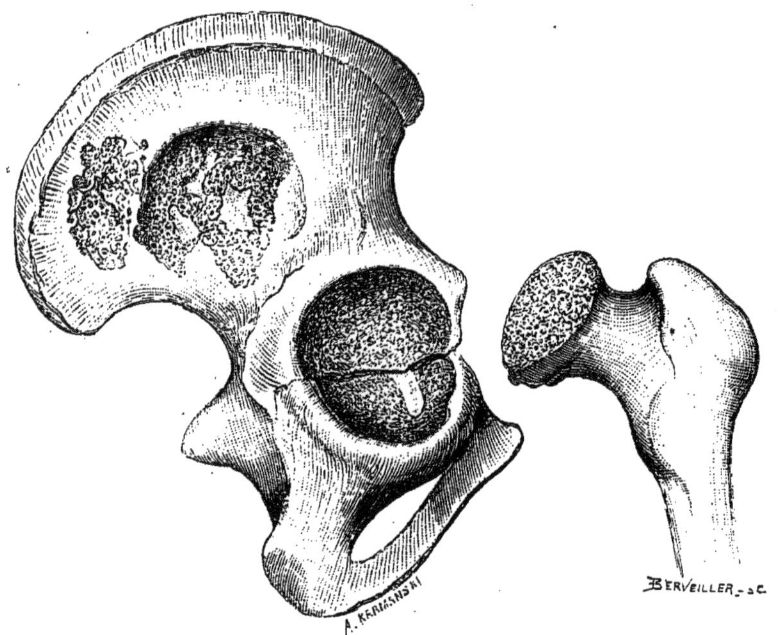

Fig. 11. — Exemple de chevauchement. Le cotyle est agrandi en haut et en arrière; la tête fémorale présente une conformation aplatie en rapport avec la nouvelle surface du cotyle. Les fosses iliaques externe et interne sont remplies de productions osseuses nouvelles qui augmentent considérablement l'épaisseur de l'os. (Voir obs. XX, p. 202.)

Ces effets vont toujours en augmentant. Pendant un temps, la tête du fémur n'est qu'aplatie supérieurement; puis l'ulcération s'étend et gagne; de nouvelles déformations se produisent. Toutes, d'ailleurs, aboutissent à ce fait remarquable que montre l'examen d'une série de pièces anatomiques : *la diminution de volume ou le rapetissement de la tête du fémur.* Jamais on n'observe, à aucune période, le gonflement dont parlaient les anciens auteurs. Ici, la tête n'a plus que le tiers ou le quart de son volume, mais elle garde encore la configuration d'un minime segment de sphère ; là, elle prend des aspects plus bizarres, elle offre des facettes en rapport avec de nouvelles surfaces, ou des excavations, des tranchées profondes. Ailleurs, elle s'est aplatie en bec de corbin pour pénétrer dans le fond du cotyle. Enfin, chez certains sujets, elle a disparu complètement; il ne reste plus que le moignon informe du col, ou même une surface plane entre les deux trochanters. Je possède, dans ma collection, deux exemples de disparition totale de la tête et du col du fémur, par ce mécanisme de l'ulcération compressive, sans qu'il y ait jamais eu d'élimination de séquestre, durant le cours de la maladie. (V. pour ces modifications de la tête fémorale les fig. 2, 3, 4, 5 et 6, p. 7.)

Par un contraste frappant, des altérations de même nature déterminent du côté de la cavité cotyloïde un *agrandissement* dont les dimensions, parfois énormes, montrent le désaccord le plus inattendu avec le *rapetissement* de la tête fémorale. Au début du travail ulcératif, la tête vient appuyer, en général, sur la partie postéro-supérieure du sourcil cotyloïdien. En ce point, le bord du cotyle s'altère ; son cartilage et le bourrelet qui borde son contour, se résorbent et disparaissent. Une solution de continuité est faite dans le revêtement cartilagineux. A son tour, le tissu osseux sous-jacent est atteint. Il se produit, non pas une ulcération linéaire, mais bien une ulcération en surface, qui s'étend en même temps qu'elle se creuse. A la place du bord saillant, il se forme d'abord une gouttière plate. Mais la tête du fémur entraînée par les muscles remonte, à mesure que l'ulcération du bord cotyloïdien recule, en empiétant de plus en plus sur la fosse iliaque. La nouvelle surface a souvent pour limite, de ce côté, un rebord abrupt plus ou moins comparable au sourcil cotyloïdien normal. Ce relief de nouvelle formation provient de l'ostéite productive développée par irritation de voisinage.

Ces tissus nouveaux peuvent n'être que transitoires; la compression continuant à s'exercer sur eux par le même mécanisme, la cavité pathologique s'accroît de plus en plus. Dans certains cas, l'ossification nouvelle, superposée à l'os ancien dans la fosse iliaque externe, prend un développement considérable, et s'étend à une grande distance. Sur une de nos pièces, elle comble la concavité de la face externe de l'os

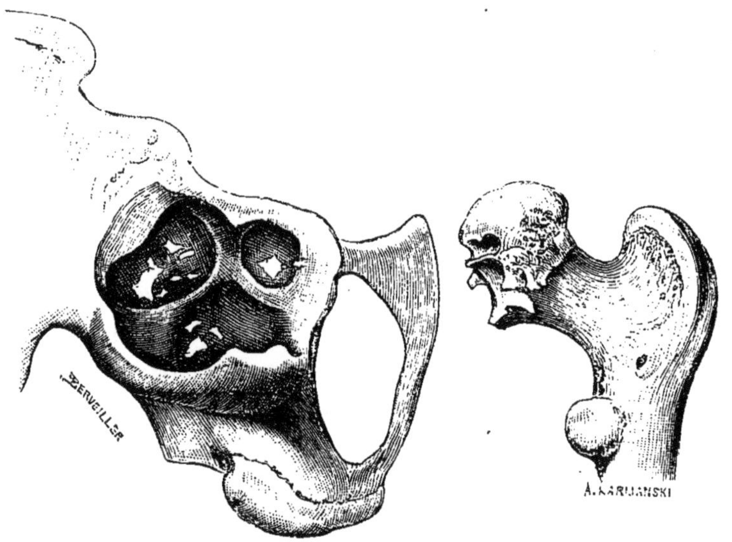

Fig. 12. — La cavité cotyloïde très agrandie présente trois cavernes tuberculeuses séparées par des cloisons osseuses; petites ulcérations du fond du cotyle. La conformation de la tête fémorale permet une adaptation entre les surfaces. (Voir obs. XXI, p. 204.)

iliaque. Sur d'autres pièces, elle manque complètement. Entre ces deux extrêmes, toutes les variétés intermédiaires existent.

Un autre résultat de la destruction ulcéreuse de l'os iliaque au-dessus de l'acétabulum, est que la surface d'insertion de la capsule et du ligament de Bertin se trouve emportée. Les ligaments, qui sont depuis longtemps ramollis, fongueux, vont prendre leur attache au-dessus de la cavité nouvelle, d'origine ulcéreuse.

On voit, d'après cela, que l'ancienne cavité cotyloïde est plus ou moins abandonnée. La région inférieure a gardé sa forme et ses dimensions normales. Son cartilage peut être conservé plus ou moins intact, et l'espace laissé libre par l'ascension de la tête fémorale est rempli de fongosités et de détritus tuberculeux. Quoi qu'il en soit, le cotyle dans son ensemble a subi un élargissement considérable ; il peut acquérir en surface plus de deux fois les dimensions normales, et, étant donné le rapetissement de la tête fémorale, on peut voir sur certaines pièces qu'il serait assez grand pour en loger trois ou quatre.

Il arrive parfois que l'ulcération osseuse ne siège plus en haut et en arrière sur l'os iliaque, mais bien en avant et en dedans. Alors les déformations correspondantes de la tête fémorale commencent aussi par la face antérieure. Dans ce cas, le membre s'est fixé dans une attitude exceptionnelle, différente de l'ordinaire, de telle sorte que la compression a eu lieu non pas en haut, mais en avant. Quelquefois encore le fond du cotyle s'amincit, se perfore dans une grande étendue, et laisse la tête fémorale pénétrer dans le bassin. Mais la perforation est parfois aussi prévenue par une couche plus ou moins épaisse d'os nouveau, produite du côté du bassin, sur la région qui correspond à l'articulation. Tantôt, c'est une hypérostose régulièrement disposée ; il semble alors que le fond de l'acétabulum ait été repoussé en dedans ; tantôt, ce sont des productions végétantes, irrégulières, plongées dans un tissu fongueux.

Dans quelques cas exceptionnels, c'est un tout autre mécanisme qui préside à la destruction ulcérative des os, et la compression ne joue plus qu'un rôle secondaire. L'altération tuberculeuse initiale, prenant de plus larges proportions, amène la formation de cavernes osseuses étendues. Sur une de nos pièces, la cavité cotyloïde considérablement élargie présente trois grandes cavernes, remplies de matière caséeuse, et séparées par des reliefs osseux très saillants ; elle est trifoliée. Les trois cavernes sont profondes, sans rapport immédiat avec la tête du fémur. La compression n'a pu jouer aucun rôle dans leur production. On observe ici une des mille formes capricieuses des lésions auxquelles peut aboutir la destruction produite sur les os par l'ostéite tuberculeuse. La pièce dont il s'agit, présentait aussi cette particularité curieuse, que le fond de l'acétabulum, perforé de petits trous irréguliers sur plusieurs points, n'était

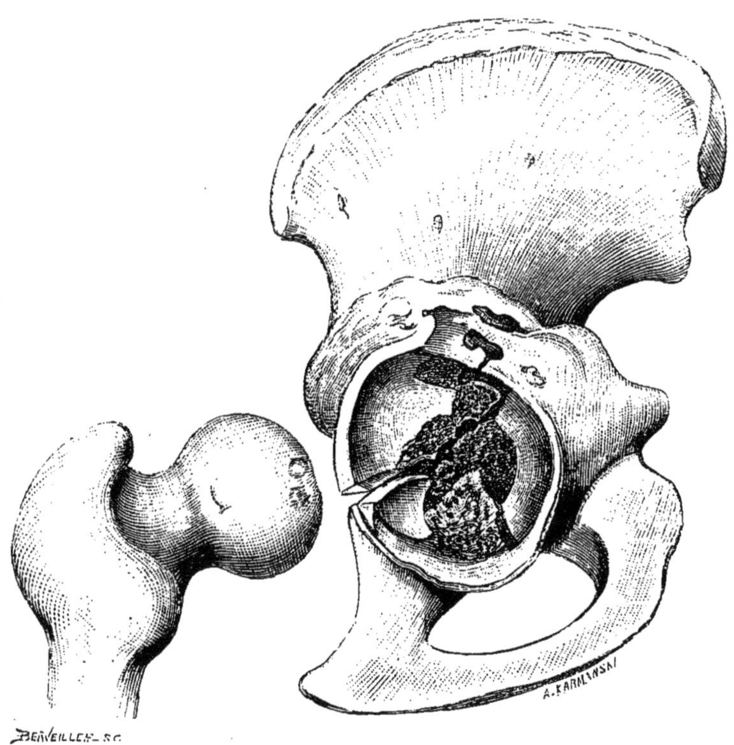

Fig. 13. — Coxotuberculose iliaque. Dislocation des trois pièces qui forment le cotyle. Tête fémorale presque saine. (Voir obs. XXII, p. 206.)

plus constitué que par une sorte de dentelle osseuse. (V. fig. 12, p. 29.)

Sur une autre pièce, les trois parties de l'os iliaque, soudées entre elles normalement par le cartilage acétabulaire, sont disloquées. Toute trace du cartilage de conjugaison a disparu ; une membrane fongueuse s'étend d'un segment osseux à l'autre. (V. fig. 13, p. 31.) On pourrait trouver encore d'autres dispositions singulières, toutes explicables par quelque particularité dans l'évolution du tubercule et de l'ostéite fongueuse.

Cette multiplicité d'altérations est importante à connaître; car elle seule peut rendre compte des nombreuses variétés de déplacements, depuis les plus minimes jusqu'aux luxations pathologiques, qu'on observe dans la coxotuberculose.

ALTÉRATIONS DE LA SYNOVIALE ET DE LA CAPSULE

Au début de la maladie, la cavité articulaire ne contient pas habituellement de liquide, ou bien elle en contient fort peu ; la coxotuberculose est *sèche* tout d'abord ; elle peut rester ainsi fort longtemps, et même toujours. Ce n'est qu'à une période fort avancée qu'on trouve dans l'articulation un liquide puriforme, sanieux, quelquefois infect, chargé de grumeaux, de détritus caséeux, de débris de cartilage détachés des surfaces, de parcelles osseuses, de séquestres plus ou moins étendus. Ce contenu est d'ailleurs commun à la jointure et aux trajets fistuleux, aux abcès qui en partent.

Dans le petit nombre de cas publiés, où l'on a observé les altérations de la synoviale au début, on a vu cette membrane plus épaisse, ayant perdu sa souplesse, et pris une coloration rosée, ou rouge violacé. A sa surface, apparaissent des éminences papillaires, des granulations comme disent les Allemands. Mais ces lésions de début ne sont pas uniformément réparties sur tous les points de la séreuse. Nous avons dit que les os sont le siège primitif de l'altération tuberculeuse, qui, en se développant, gagne leur surface. L'agrandissement du foyer et la propagation tuberculeuse se font principalement dans la direction des vaisseaux, c'est-à-dire vers les insertions de la synoviale. C'est en ce point qu'a lieu l'envahissement de la séreuse. Les culs-de-sac, les parties voisines des insertions de la capsule seront donc atteints tout d'abord. De là, les fongosités s'étendront aux régions voisines et à la capsule qui supporte la synoviale. Il se produit, à la fois, des lésions purement inflammatoires par irritation de voisinage, et une infiltration tuberculeuse. Mais les bourgeons charnus simples qui peuvent apparaître en certains points ne tardent pas à être envahis à leur tour par le principe virulent.

Au bout d'un certain temps, les fongosités occupent la plus grande partie ou la totalité de l'articulation. Ici, elles s'éta-

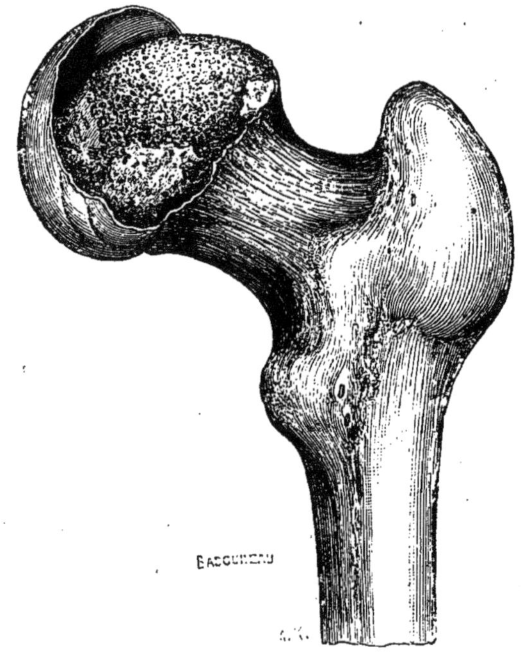

Fig. 14. — Décollement du cartilage diarthrodial du fémur. Ostéite fongueuse. (Voir obs. XXIII, p. 207.)

lent en surface ; là, elles s'accumulent en des masses plus ou moins volumineuses, qui comblent les vides laissés dans l'articulation par les déplacements osseux. Elles se sont substituées à la synoviale. La capsule fibreuse est atteinte à son tour, ramollie, infiltrée de granulations, érodée, détruite sur certaines parties. Nous avons déjà vu comment ses insertions ne se font plus à leur place normale, et sont reportées plus loin, sur les limites de l'ulcération osseuse. Quand l'évolution des lésions est parvenue à ce degré, les ligaments n'ont plus une résistance capable de s'opposer aux déplacements articulaires.

Nous n'avons pas à décrire, en détail, la structure des fongosités; car, à cet égard, il n'y a rien à dire de spécial à l'articulation de la hanche. Rappelons seulement quelques particularités de leur développement. D'une part, les masses fongueuses se continuent par leur face externe avec les parties molles qui environnent la synoviale; d'autre part, elles circonscrivent par leur face interne la cavité articulaire. Le tissu fongueux tend sans cesse à se propager de plus en plus loin. Vers les parties saines, au-devant de lui, dans une zone plus ou moins large, selon la résistance des différentes couches anatomiques, il se développe du tissu conjonctif jeune ; ce terrain tout préparé ne tarde pas à contenir des éléments tuberculeux. Peu à peu les fongosités se substituent aux cloisons conjonctives et aux muscles eux-mêmes.

Dans l'épaisseur de ces amas fongueux, se trouvent des tubercules à tous les degrés : le nodule simple, la granulation grise et jaune, les foyers caséeux. Si ces foyers se développent davantage, ils deviennent de petits abcès tuberculeux. Ils peuvent alors déverser leur contenu dans la cavité articulaire, tout comme ils peuvent évoluer en sens inverse, et devenir l'origine d'abcès péri-articulaires qui ne communiquent pas avec la jointure. De même, les fongosités osseuses sont le point de départ d'abcès indépendants de l'articulation, ou bien en rapport direct avec elle ; nous aurons plus tard à revenir, en détail, sur cette question de l'origine des abcès qui se développent autour de la hanche, dans la coxotuberculose.

ALTÉRATIONS DE VOISINAGE

Au voisinage de l'articulation malade, les muscles sont profondément altérés, et cela, de deux manières différentes. Sous l'influence d'une irritation directe, et aussi sous l'influence de

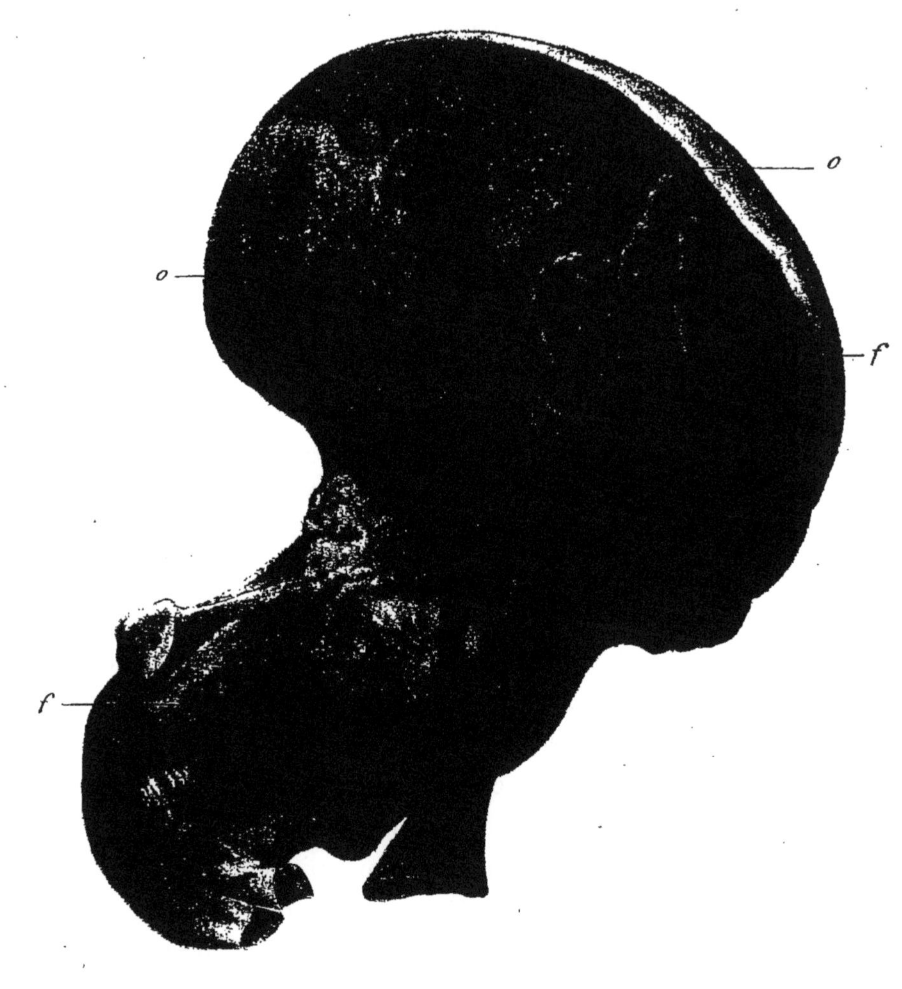

COXOTUBERCULOSE. Lésions de voisinage. La fosse iliaque externe et l'ischi[on]
sont recouverts de fongosités tuberculeuses disposées en amas très épais ayan[t]
envahi les muscles. f,f, fongosités, o,o, ostéite raréfiante et fongueuse de l'os ilia[que]

A. Karmanski ad nat. del. et Chromo. lith.

Imp. Lemercier et Cie

Pl. III.

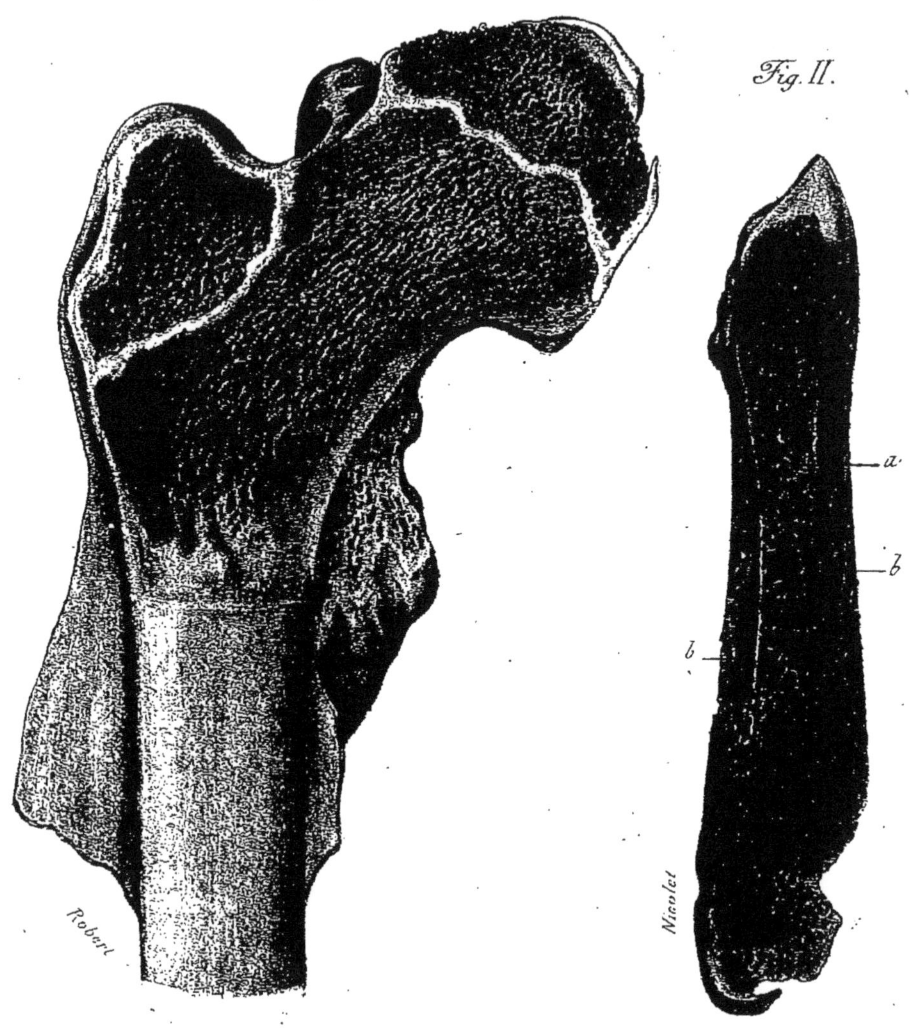

Fig. I. Coxalgie. Raréfaction du tissu spongieux épiphysaire. Agrandissement des alvéoles qui sont remplis de moelle rouge, grisatre et gélatiniforme. La tête du fémur est ulcérée et dépouillée de son cartilage d'encroûtement. Les cartilages épiphysaires ont résisté.

Fig. II. Coupe sur l'os iliaque. Cette coupe a été pratiquée perpendiculairement et de haut en bas au niveau des fosses iliaques interne et externe d'un côté. Elle montre l'os ancien a, recouvert sur ses deux faces d'un os nouveau b, b, qui en double l'épaisseur. Le nouvel os est spongieux comme l'ancien. Coxalgie suppurée.

Karmański lith. Imp. Lemercier et Cie Paris

phénomènes réflexes incomplètement expliqués, les muscles s'atrophient, diminuent de volume, dès le début de la maladie. Ces troubles de nutrition se produisent surtout près de l'articulation, sur le triceps fémoral, sur les fessiers, mais aussi dans tout le membre, sur les muscles de la cuisse et de la jambe. Ils deviennent de plus en plus accentués, à mesure que la maladie progresse davantage. De plus, autour de la hanche, les muscles qui sont restés longtemps en état de contracture subissent des modifications autres que l'atrophie simple ; les cloisons s'épaississent, s'indurent, se rétractent, les fibres subissent la dégénérescence graisseuse et disparaissent en grand nombre. Le corps des muscles se transforme en faisceaux durs, sclérosés, qui se confondent plus ou moins avec les épaississements fibreux environnants. Sur certains points, le tissu musculaire est envahi, puis complètement détruit par les fongosités.

L'artère fémorale et ses principales branches restent le plus souvent saines. Quelquefois le voisinage d'un foyer inflammatoire fait que leur paroi s'épaissit, se sclérose et que leur calibre est diminué. C'est là, peut-être, une nouvelle cause de troubles nutritifs qu'il convient d'ajouter à l'influence nerveuse. La veine fémorale est assez souvent, dans la période de cachexie, oblitérée par un caillot qui présente la même origine, et qui subit les mêmes transformations que dans les cas ordinaires de *phlegmasia alba dolens*.

Les ganglions inguinaux et iliaques sont à peu près constamment altérés. Ceux de la fosse iliaque peuvent même s'engorger isolément, mais c'est un fait exceptionnel. Le plus souvent, leur altération est consécutive à celle des ganglions inguinaux. Alors, la chaîne adénopathique qui commence dans le triangle de Scarpa, remonte plus ou moins haut dans la fosse iliaque, quelquefois jusque vers la colonne vertébrale. La lésion peut consister, d'abord, en un simple gonflement ayant son origine dans l'irritation virulente des réseaux lymphatiques de l'articulation ; on n'y trouve pas encore d'éléments tuberculeux; leur tissu est dur et comme sclérosé. Mais il n'est pas rare de voir l'engorgement prendre de plus grandes proportions. Il ne s'agit plus d'une adénite ordinaire, susceptible de se résoudre ou de suppurer rapidement, comme il arrive à la suite des lymphangites d'origine extérieure, mais bien de la tuberculose des ganglions.

Tous les degrés de l'évolution tuberculeuse, depuis le nodule invisible à l'œil nu jusqu'au ramollissement caséeux et aux gros abcès, se rencontrent. C'est l'infection tuberculeuse, portée de la hanche dans les ganglions, en suivant, selon toute apparence, la voie des lymphatiques. C'est une inoculation du virus à distance. On voit là, pris sur le fait, l'un des processus les plus remarquables suivis par la tuberculose pour envahir un tissu éloigné, et produire au loin de nouveaux foyers d'infection. Il est facile, après cela, d'expliquer la propagation des éléments tuberculeux dans tout l'organisme, à partir d'une manifestation locale, isolée et restreinte. Par le même mécanisme, les ganglions sont successivement infectés, l'un après l'autre. Le chemin des lymphatiques est largement ouvert pour ce transport du virus.

Il est un autre mode de propagation, non moins intéressant, par continuité de tissu, et jusque dans les régions éloignées de la jointure. Sur deux de nos pièces, une chaîne de ganglions volumineux et caséeux est en contact avec le péritoine. Or, sur cette séreuse, au niveau de la fosse iliaque, se trouvent disséminées un grand nombre de granulations tuberculeuses. Ces granulations sont placées dans la zone péritonéale qui recouvre le cæcum, l'origine du côlon ascendant, la terminaison de l'intestin grêle. Dans aucune autre région du péritoine il n'existe de lésions tuberculeuses. Nous sommes donc maintenant en présence d'une tuberculose péritonéale localisée qui avait sa source dans les lésions ganglionnaires de la région. Il s'est fait là autour des ganglions malades, sources de l'élément infectieux, une zone d'inoculation de proche en proche, rappelant ce qui se passe dans la synoviale articulaire. Ces différentes lésions tuberculeuses des ganglions et du péritoine sont de tout point comparables aux résultats d'une expérimenta-

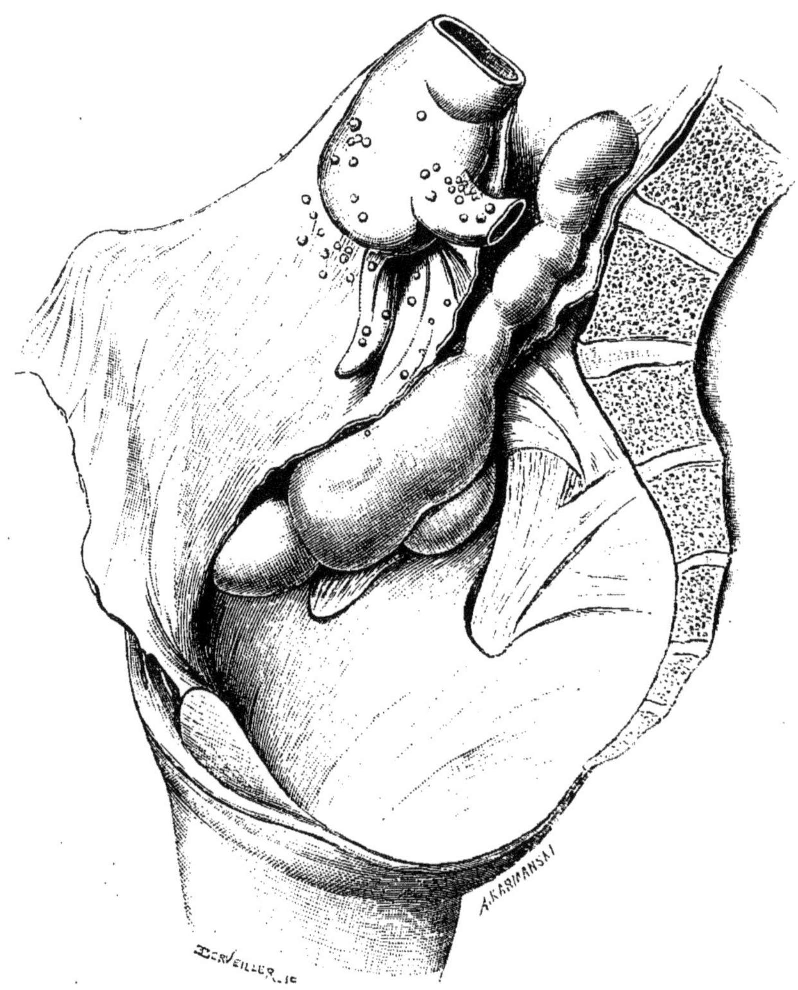

Fig. 15. — Exemple frappant d'infection tuberculeuse de proche en proche. Coxotuberculose de la jointure du côté droit. Ganglions iliaques du même côté très volumineux et caséeux. Le péritoine de la fosse iliaque qui les recouvre, présente quelques granulations tuberculeuses éparses ; on en voit aussi sur le cæcum. Le reste du péritoine en est dépourvu. (Voir obs. XXIV, p. 207.)

tion physiologique ; car on voit la tuberculose s'étendre progressivement aux ganglions de l'aine, de ceux-ci aux ganglions iliaques, et enfin directement au péritoine. Il s'est fait une série non interrompue d'inoculations successives, par divers mécanismes, depuis la hanche jusqu'au péritoine.

M. Poulet, examinant au point de vue histologique les *filets nerveux* qui se trouvent placés dans les tissus morbides qui entourent les arthrites, a toujours trouvé des lésions de névrite, avec prolifération abondante des éléments du tissu conjonctif. Ces recherches s'appliquent en particulier à la coxotuberculose. M. Poulet pense que cette névrite donne, beaucoup mieux que l'immobilisation seule, la raison d'être des altérations des tissus autour de la jointure malade.

LÉSIONS A DISTANCE

Non seulement les parties constituantes de la hanche sont altérées dans la coxotuberculose, mais les régions osseuses plus éloignées du fémur et de l'os iliaque, et jusqu'aux os de la jambe et du pied, sont atteints de troubles de nutrition à des degrés divers. Sans parler de l'existence de granulations tuberculeuses qu'on peut y rencontrer, il existe dans beaucoup de cas une atrophie spéciale de tout le squelette du membre.

Les diaphyses du fémur, du tibia et du péroné sont plus grêles que du côté sain; d'autre part, si l'on pratique une coupe perpendiculaire à leur direction, on trouve le canal médullaire d'une largeur disproportionnée avec le diamètre total de l'os. Le tissu compacte est notablement réduit dans son épaisseur. Ce tissu présente même, assez souvent, un certain degré de raréfaction, surtout dans les couches sous-périostiques ; la moelle est violacée, diffluente, d'autres fois grisâtre, pâle et même entièrement liquide.

Dans les épiphyses des os longs, dans les os courts du pied, le tissu spongieux est raréfié, il se laisse écraser et couper avec la plus grande facilité.

En somme, ces altérations multiples et généralement pro-

Pl. IV.

Fig. I.

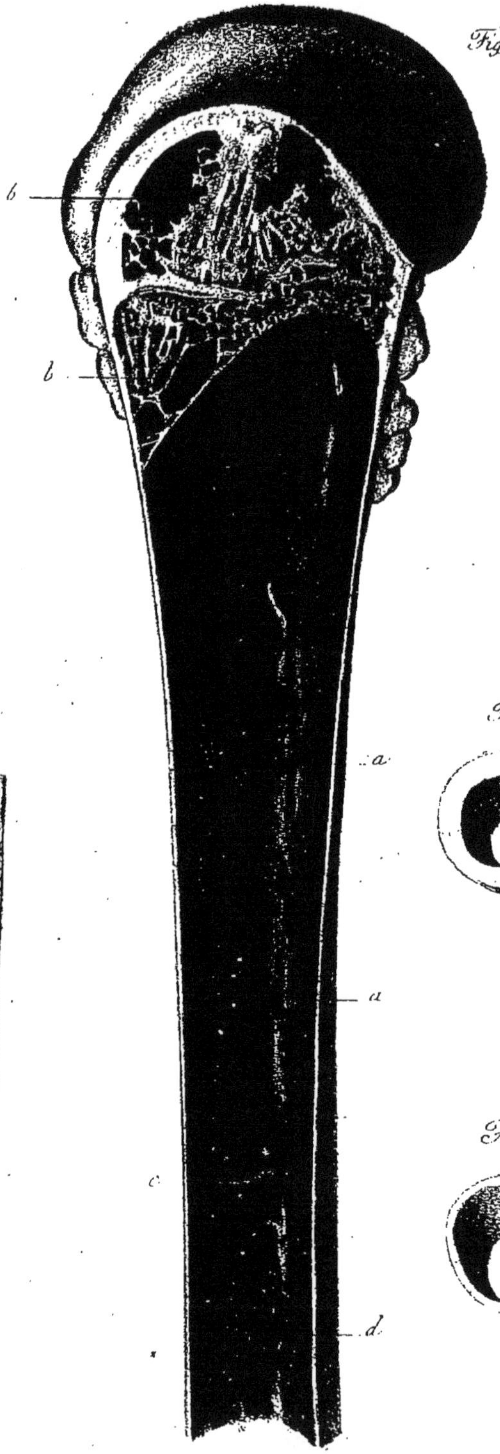

b

b

Fig. IV.

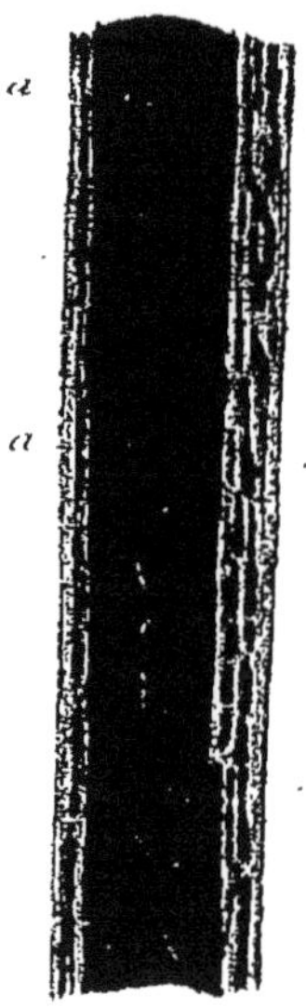

a

a

Fig. II.

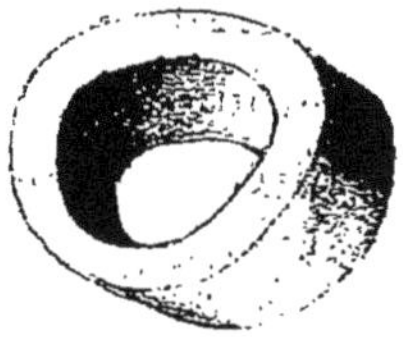

a

a

Fig. III.

c

d

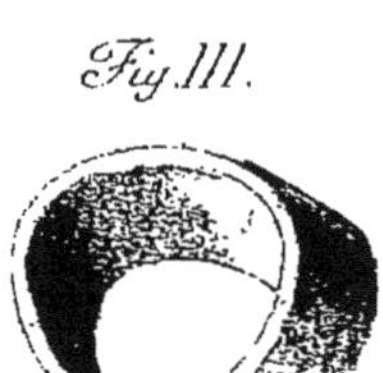

Coupe d'un fémur de Coxotuberculose. Granulations tuberculeuses médullaires.

Nicolet ad nat. pinx! Karmanski lith.

Imp. Lemercier et Cie Paris

fondes des os du membre diminuent de beaucoup leur résistance. Il faut se souvenir de ce fait, quand on doit mettre cette résistance à l'épreuve, dans le redressement brusque par la méthode de Bonnet.

Nous avons signalé précédemment l'atrophie des muscles de la cuisse et de la jambe; c'est une atrophie simple. Au microscope, on voit que les fibres musculaires sont réduites à la moitié, au tiers de leur diamètre normal, mais elles ne sont pas autrement altérées. Le tissu conjonctif qui sépare les faisceaux est plus abondant. (V. fig. 18 et 19, p. 65.)

On s'est depuis longtemps demandé par quel mécanisme se produisent ces troubles de nutrition des os, des muscles, ainsi que ceux des autres tissus, des produits épidermiques, par exemple. Il n'y a pas lieu d'invoquer des lésions vasculaires qui ne sont rien moins que constantes, telles qu'une diminution du calibre des artères. Les faits sont plus rationnellement expliqués, si l'on fait intervenir l'influence nerveuse. On peut, en effet, concevoir que la lésion articulaire produit sur les cellules trophiques de la moelle, par l'intermédiaire des nerfs, une certaine modification qui se traduit excentriquement par des altérations nutritives diverses. Mais, en somme, on est fort peu édifié sur cette question de pathogénie.

Il est inutile de revenir sur les lésions des viscères : dégénérescence fibreuse, graisseuse ou amyloïde du foie, de la rate ou des reins. Il faut néanmoins ajouter que, dans les cas anciens, il est de règle que l'on rencontre des manifestations tuberculeuses, à des degrés variables, sur différents points de l'économie; la plus commune est la tuberculose pulmonaire. La méningite n'est pas rare non plus, surtout chez les jeunes enfants. Enfin il est très fréquent qu'en dehors des viscères et de la hanche, il y ait d'autres foyers tuberculeux à l'extérieur, sur la peau, dans le tissu cellulaire, dans les ganglions, dans les os, que la coxotuberculose coïncide avec le mal de Pott, avec une arthrite tuberculeuse du coude, du genou, etc.

DÉPLACEMENTS DES OS, LUXATIONS SPONTANÉES ; LEUR MÉCANISME

L'étude anatomique des lésions osseuses nous a montré de profondes modifications de forme des surfaces articulaires : d'une part, l'élargissement du cotyle, le plus souvent en haut et en arrière, par exception en avant ; quelquefois la perforation du fond de la cavité ; d'autre part, la destruction ulcéreuse, le rapetissement, et parfois la disparition de la tête fémorale. Ce sont ces altérations qui sont la cause des déplacements osseux, des luxations spontanées. Ces complications avaient tellement frappé les auteurs du commencement du siècle, que Dupuytren, prenant le symptôme pour la maladie, désignait la coxotuberculose sous le nom de luxation symptomatique.

Les déplacements se produisent suivant deux mécanismes distincts : tantôt lentement et d'une manière progressive, la luxation est le résultat pur et simple des déformations osseuses ; tantôt brusquement : alors un traumatisme est intervenu, et a luxé une articulation dont la résistance était affaiblie.

Luxation lente, progressive. — Elle se fait par une succession continue de degrés : nous en marquerons trois seulement. Dans une première phase, l'attitude vicieuse et la pression réciproque des surfaces a produit la déformation du cotyle et de la tête fémorale. Le cotyle est agrandi supérieurement. La tête, qui de son côté est plus ou moins modifiée dans sa forme, *empiète* sur le sourcil effacé, érodé. Mais l'ulcération du rebord cotyloïdien s'étend et s'accroît davantage. La déformation de la tête se met en harmonie avec la nouvelle surface. La tête *chevauche* en partie sur la cavité nouvelle, en partie sur l'ancienne : c'est la deuxième phase. Dans un troisième temps enfin, la tête, qui continue toujours à monter, a quitté complètement l'ancien cotyle ; il existe alors une *luxation* véritable. Les altérations osseuses sont parvenues dans ce dernier cas à un degré extrême; de là cette remarque que la luxation complète est rare relativement à l'empiètement et au chevauchement. Il ressort aussi de ce rapide exposé qu'il existe toute une série intermédiaire de déplacements, depuis un léger empiétement jusqu'à la luxation complète.

Le mécanisme des luxations progressives peut être résumé

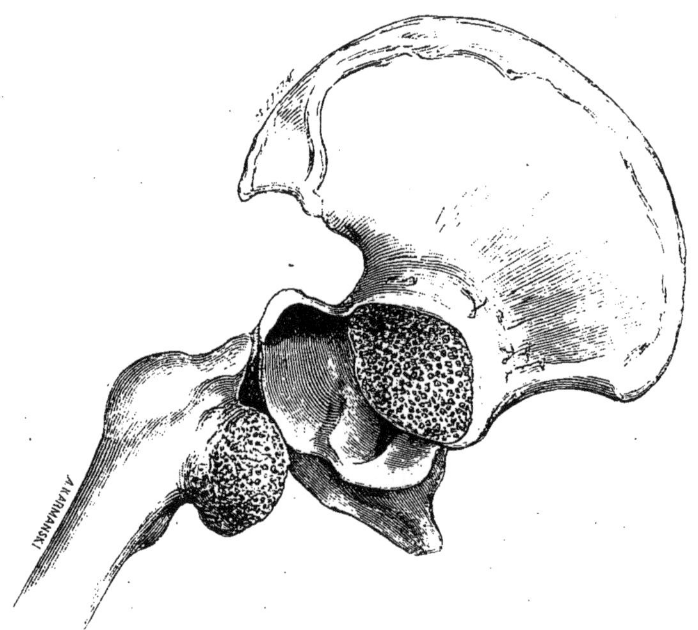

Fig. 16. — Exemple de chevauchement. La tête fémorale repose sur le bord du cotyle élargi. (Voir obs. XXV, p. 209.)

dans l'énonciation des trois phénomènes suivants : 1° attitude fixe du membre, et tendance à l'ascension du fémur, du fait de la contraction musculaire ; 2° agrandissement du cotyle en haut, par ulcération compressive; 3° émergence progressive de la tête hors de la cavité articulaire normale.

Comme l'élargissement du cotyle se fait en haut et en arrière, dans la majorité des cas, c'est en haut que la luxation est la plus fréquente. Mais on l'a observée sur d'autres points : 1° Roux et Gibert ont vu des cas de luxation dans l'échancrure sciatique; 2° Nélaton, Stanley, des luxations sus-pubiennes; nous avons observé nous-même une luxation directement en haut; 3° la luxation dans le trou obturateur est indiquée par Portal, par Annandale, par Marjolin; 4° nous rapportons plus loin deux cas de luxation en bas; 5° enfin, une dernière variété est celle qui se fait à travers le fond du cotyle. Ici on peut rencontrer tous les degrés. Dans les premières phases de l'altération, le fond de l'acétabulum se creuse, la paroi osseuse qui le sépare du bassin s'amincit. Parfois, en même temps que l'os s'ulcère du côté de l'articulation, il se produit une couche d'hypérostose du côté du bassin; tantôt ce tissu osseux nouveau est étendu en une couche régulière, à surface lisse, de sorte que la paroi du cotyle paraît refoulée dans le bassin; tantôt ce tissu est irrégulier, déchiqueté, en rapport avec des tissus inflammatoires ou fongueux. Mais, le plus souvent, cette hypérostose manque, et l'ulcération, gagnant de proche en proche, perfore la paroi pelvienne. Les fongosités articulaires ont alors un chemin libre pour continuer leur marche envahissante du côté du bassin. Puis, l'orifice ulcéreux s'agrandit, et finit par laisser passer la tête et le col du fémur. Une de nos pièces montre cette variété de luxation; la tête fémorale, qui pénétrait dans le bassin, avait la forme d'un bec de corbin. (V. fig. 26, p. 89.)

Quel que soit d'ailleurs le sens dans lequel se sont faites ces diverses luxations, le mécanisme de leur production est toujours essentiellement le même, celui de l'ulcération osseuse progressive. La destruction des surfaces précède le déplacement. Ce fait avait déjà été signalé depuis longtemps par Sabatier, et mis en relief par Maisonneuve, Crocq, etc. Mais ce qui n'avait pas assez frappé ces auteurs, c'est l'influence exercée par l'attitude primitive et la compression qui en dérive, sur le sens dans lequel se font les déplacements. Avant la luxation complète, il existe toujours une série préalable de déplacements moindres, et ce sont eux qu'on rencontre le plus souvent à l'autopsie.

Il n'y a donc pas lieu de chercher dans un épanchement

articulaire, comme l'admettait J.-L. Petit, la cause des luxations spontanées. Malgré les recherches expérimentales de Parise, cette théorie, déjà réfutée par Bonnet, n'est pas défendable ; elle a contre elle cet argument que la coxotuberculose

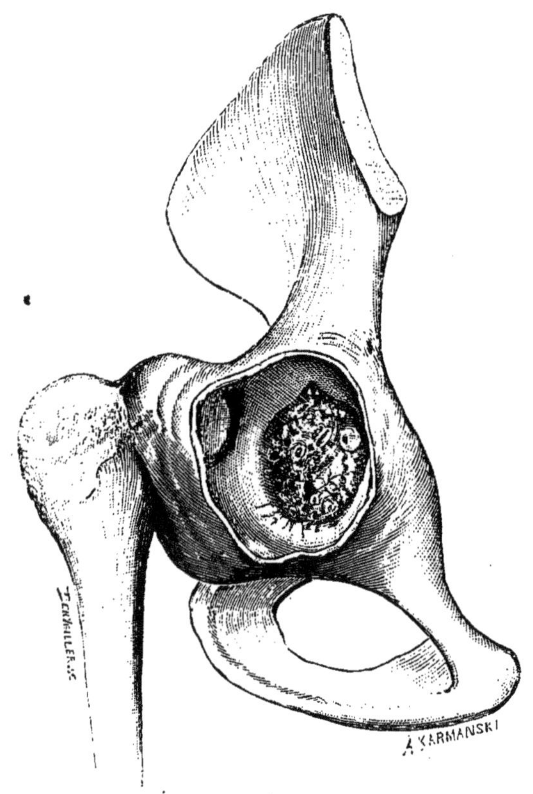

FIG. 17. — Luxation en arrière et en bas ou ischiatique. Le fond du cotyle est rempli de fongosités. (Voir obs. XXVI, p. 210.)

reste quelquefois sèche durant toute son évolution, même dans les cas où il se produit une luxation symptomatique.

Ce n'est pas à dire, pourtant, qu'il soit impossible d'admettre que les luxations ne puissent se produire par un mécanisme autre que celui que nous avons indiqué. Cruveilhier rapporte un fait dans lequel le fond du cotyle était comblé par les fongosités et par les produits osseux de nouvelle formation. La tête fémorale fut ainsi chassée de sa place normale. Nous avons vu également un fait de ce genre ; la tête du fémur est placée au-dessous de la cavité cotyloïde dont les bords sont intacts et qui est remplie de fongosités. (V. fig. 17, p. 43.)

Luxation brusque. — Celle-ci est le résultat d'un traumatisme, d'un effort, d'un mouvement intempestif. Parfois la coxotuberculose est en pleine phase d'évolution, c'est-à-dire avec les lésions que nous connaissons, quand intervient le traumatisme. Dans ce cas, la capsule plus ou moins affaiblie se déchire, et le déplacement se produit brusquement. Il y a loin, toutefois, de ces luxations d'une jointure malade qui a perdu une partie de sa résistance, aux luxations purement traumatiques chez un individu sain. Une cause minime dans un cas, mais suffisante pour produire un déplacement, n'amènerait aucun désordre dans le second.

Dans d'autres circonstances, les déplacements présentent plus d'analogie avec les luxations traumatiques. Les malades sont depuis longtemps guéris et vaquent à leurs affaires, lorsque survient un accident plus ou moins violent, qui détermine la luxation. Tel était le cas d'un jeune homme de vingt-huit ans, qui avait eu, dans son enfance, une coxotuberculose dont il était guéri par ankylose fibreuse, avec des mouvements incomplets de la jointure. Dans une chute maladroite et violente en même temps, il entendit un bruit de craquement assez fort, et il ne put continuer à marcher. Appelé le jour même, je constatai avec surprise une luxation iliaque, dans laquelle la saillie de la tête fémorale était d'autant mieux reconnaissable que les fessiers étaient très atrophiés.

RACCOURCISSEMENT DES OS DU MEMBRE — RÉTRÉCISSEMENTS ET DÉFORMATIONS DU BASSIN

Les troubles apportés par la coxotuberculose dans le développement du squelette peuvent amener sur le membre inférieur et sur le bassin des déformations qui, non seulement restent persistantes après la guérison de la maladie, mais encore augmentent pendant toute la période de croissance. On observe parfois sur les os du membre, et particulièrement sur le fémur, un certain degré de raccourcissement lié à un trouble dans les fonctions des cartilages épiphysaires, qui devient plus sensible à mesure que l'individu grandit.

Lorsque la coxotuberculose a évolué dans un âge précoce, avant dix ou douze ans, on peut observer plus tard, après la fin de la croissance, certaines *déformations pelviennes* qui sont surtout intéressantes à considérer chez la femme, à cause de leurs rapports avec l'accouchement. A cet égard, les auteurs n'ont guère étudié, jusqu'ici, que les cas graves de coxotuberculose, ceux dans lesquels il y avait eu des déplacements osseux, et le plus souvent une luxation spontanée, ou bien une ankylose en mauvaise position. Il semble rare, d'ailleurs, que le bassin soit notablement modifié dans sa conformation, quand la tête fémorale est restée en rapport normal avec le cotyle, que la guérison s'est effectuée dans la rectitude, et que les fonctions sont plus ou moins complètement conservées.

Rokitansky avait déjà décrit, sous le nom de bassin coxalgique, les déformations de cet organe, consécutives aux affections de la hanche en général : coxalgie, luxations traumatiques, congénitales, ou pathologiques, etc., lorsque Litzmann (1853)[1] étudia spécialement « le bassin oblique ovalaire produit par la coxalgie unilatérale ». A la fin de l'importante discussion de la Société de chirurgie sur la coxalgie (1865), Depaul et Blot rapportèrent chacun de leur côté des observations de déformations pelviennes, à la suite de luxations pathologiques; dans ces cas, il avait été nécessaire d'intervenir au moment de l'accouchement par des opérations obstétricales.

Guéniot, dans sa thèse d'agrégation (1869), et Depaul, dans

1. Litzmann, *Du bassin oblique ovalaire produit par la coxalgie unilatérale*, Kiel, 1853.

son article du Dictionnaire encyclopédique, donnent une description exacte de ce bassin vicié, qui se rapporte au type oblique ovalaire de Nœgele. On remarque un défaut de symétrie entre les deux os iliaques; celui du côté correspondant à la hanche malade est plus grêle, moins développé, moins épais que celui du côté opposé; son aile est un peu redressée; sa tubérosité sciatique, au contraire, ainsi que la branche ischio-pubienne sont déjetées en dehors. Il a subi un mouvement de recul, en un mot. L'os coxal du côté sain a ses dimensions normales, mais il est redressé d'arrière en avant, en sorte que la symphyse pubienne se trouve portée vers le côté de la luxation. Le détroit supérieur présente donc la déformation oblique ovalaire; la moitié la plus large est celle qui correspond à la hanche malade. Si l'un des diamètres obliques est diminué, l'autre est au contraire augmenté. Les dimensions du petit bassin sont d'ailleurs, à part quelques cas exceptionnels, largement suffisantes pour permettre l'accouchement spontané.

A côté de la forme précédente, la plus commune, Krassovsky[1] indique la forme inverse, dans laquelle le rétrécissement siège du côté correspondant à la hanche ankylosée. Comme le fait remarquer ce dernier auteur, les variantes du type et de la gravité de ces déformations dépendent de circonstances multiples, dont les principales sont : l'âge auquel la maladie est survenue, le degré d'ankylose de la hanche, l'existence ou la non-existence d'une luxation pathologique, la longueur du raccourcissement, le degré d'inclinaison du bassin et de scoliose, l'attitude du membre après la guérison.

Parmi ces causes complexes, qui entrent chacune pour leur part dans la pathogénie de la déformation pelvienne, on doit distinguer trois ordres d'influences.

Dans un premier ordre, se rangent celles qui agissent d'une

1. Krassovsky, *Traité d'opérations obstétricales*, Pétersbourg, 1885, p. 143 et suivantes.

manière mécanique, telles que la difformité du membre et son fonctionnement plus ou moins imparfait. Le corps repose plus souvent et plus longtemps sur le membre sain; il en résulte que l'os coxal du côté sain se trouve comme redressé, c'est-à-dire repoussé vers le plan médian.

Un second groupe comprend les influences trophiques, qui amènent une certaine diminution de volume de l'os coxal, du côté malade ou dans son ensemble, comme elles produisent le raccourcissement et l'amincissement du fémur et des autres segments osseux du membre. Le squelette est atteint dans sa nutrition, au-dessus comme au-dessous de l'articulation malade.

Enfin, il est une troisième variété de causes dont ne font point mention les livres d'accouchement. Sous l'influence de l'inflammation de voisinage qui se lie aux altérations du cotyle, le périoste des fosses iliaques externe et interne, ainsi que celui du pourtour du détroit supérieur du bassin, du côté malade, fournit des couches osseuses nouvelles qui se surajoutent à l'os ancien. Il y a, en un mot, dans les régions indiquées, une ostéo-périostite productive qui peut acquérir de grandes proportions, et doubler, tripler l'épaisseur normale de l'os iliaque. La paroi de la fosse iliaque présente, en son milieu, une épaisseur de 2 centimètres 7 millimètres sur une de nos pièces. Ces productions, déposées en lamelles superposées ou quelquefois en crêtes irrégulières, comblent les fosses iliaques externe et interne, et elles arrivent jusqu'au bord marginal de l'os. (V. fig. 11, p. 27.) Il y a plus encore; la croissance de l'os correspondant est parfois activée, et la crête iliaque peut alors se trouver réellement plus élevée, en même temps que déjetée en dedans. Lorsque les couches osseuses nouvelles envahissent le détroit supérieur du bassin, elles redressent la courbe de ce détroit, et diminuent d'autant les diamètres obliques et le transversal.

Enfin, le canal pelvien lui-même peut être notablement rétréci et déformé par l'accumulation de produits osseux sur la paroi postérieure du cotyle. Dans un fait rapporté (Voir obs. XX, p. 202), le nouvel os forme, en cette région, des couches mamelonnées et inégales de plus d'un centimètre d'épaisseur. Elles partent de l'épine sciatique, qui est augmentée de volume et de longueur, et recouvrent du côté malade toute la paroi concave du petit bassin, jusqu'à l'ischion.

DEUXIÈME LEÇON

SOMMAIRE

ÉTIOLOGIE. — Age, sexe, conditions hygiéniques. — Fréquence comparative de la coxotuberculose et des arthrites tuberculeuses des membres. — Tuberculoses locales multiples. — Influence du traumatisme, des maladies générales. — Hérédité. — Apparence des enfants.

SYMPTÔMES. — Division en trois périodes.

I. *Période du début.* — Symptômes insidieux, instables. Cinq signes importants : 1° troubles de la marche, *claudication* ; 2° douleur : *spontanée*, locale ou à distance ; *provoquée* et révélée surtout par la méthode d'exploration dite directe ; 3° *contracture musculaire* et diminution du jeu de l'article ; 4° *atrophie* des muscles du membre ; 5° *engorgement ganglionnaire* inguinal, et quelquefois iliaque.

II. *Deuxième période, d'abduction ou d'allongement apparent.* — L'attitude vicieuse, désormais permanente, est déterminée par l'abduction, la flexion et la rotation en dehors du membre. — Correction imparfaite de l'attitude par les déviations du bassin et du rachis. — Contraste entre l'allongement apparent du membre et le raccourcissement à la mensuration ; ce dernier n'est pas réel. — Procédés de mensuration. — Causes de l'immobilité articulaire et de la contracture qui la détermine. — Actes réflexes. — Évolution de la coxotuberculose : douleurs nocturnes ; compression des surfaces articulaires. — Complications locales. — Passage à la troisième période.

III. *Troisième période, d'adduction et de raccourcissement.* — Analyse de l'attitude vicieuse. — Causes de la transformation de l'abduction en adduction. — Le raccourcissement est non seulement apparent, mais réel ; il est produit par des causes multiples.

ÉTIOLOGIE

Age. — Sexe. — Conditions hygiéniques. — La coxotuberculose est surtout une maladie des enfants. Elle frappe de préférence ceux des classes pauvres, ceux qui vivent dans des quartiers mal aérés, dans des chambres humides, mal éclairées. Elle encombre les salles des hôpitaux d'enfants. Il ne faut pourtant pas croire que cette affection ne se rencontre que dans les grandes villes, ni qu'elle soit exceptionnelle chez les enfants des classes aisées.

Tous les âges de l'enfance n'en sont pas également atteints. Et d'abord, cette affection est-elle quelquefois congénitale? Cela n'est nullement démontré. Il existe, il est vrai, plusieurs observations d'arthrites congénitales suppurées de la hanche, rapportées par Broca, Verneuil, Morel-Lavallée, Padieu. Ces auteurs ont trouvé des lésions étendues, tantôt dans la synoviale seulement (Verneuil, Broca), tantôt à la fois dans les parties molles et dans les os (Morel-Lavallée). Mais en raison même de l'étendue de ces lésions, on est obligé de supposer qu'il s'est agi de maladies qui ont évolué rapidement avec une suppuration abondante et de larges délabrements. Cette rapidité même est contraire à l'idée d'une arthrite tuberculeuse; et de plus, ces observations ne signalent aucune des altérations propres à la coxotuberculose. Si on ajoute que la tuberculose congénitale, d'une manière générale, est d'une rareté extrême, on arrive à cette conclusion que l'affection tuberculeuse de la hanche est encore à démontrer chez le nouveau-né.

Dans le courant de la première année même, cette maladie n'apparaît que très exceptionnellement. Crocq l'a observée à l'âge de neuf mois; Brodie, à un an. Depuis trois ans, je n'ai rencontré que trois observations positives avant la fin de la première année. Il convient d'ajouter qu'à cette période de la vie où les enfants ne marchent pas, où ils ne savent pas manifester leur douleur, le début de la maladie peut passer facilement inaperçu, et l'affection n'est découverte que plus tard.

Jusqu'à deux ans, la coxotuberculose est encore peu commune. Mais à partir de cet âge, surtout de quatre à dix ou douze ans, elle devient, au contraire, de plus en plus fréquente ; de douze à quinze ans, on observe une décroissance marquée qui s'accentue encore plus tard. Dans l'âge adulte, elle devient de plus en plus rare. Chez le vieillard elle est exceptionnelle. Voici comment la coxotuberculose se répartit, selon l'âge, dans l'enfance, d'après une statistique de cent cas qui m'est personnelle :

De 1 à 2 ans....	5 cas.
De 2 à 5 ans....	20 cas.
De 5 à 10 ans....	54 cas.
De 10 à 15 ans....	21 cas.

La fréquence prédominante qui se montre de cinq à dix ans s'explique par la physiologie de l'enfance. Jusqu'à trois ou quatre ans, les enfants marchent moins ; ils ne font guère de longues courses, ils sont plus retenus, plus surveillés par les parents. Plus tard, au contraire, c'est la période des jeux turbulents, des fatigues, des accidents, des imprudences de toutes sortes. Après dix ans, vient un peu plus de calme ; les enfants sont astreints à des occupations fixes, à des temps de repos. L'immodération des exercices physiques chez les enfants peut donc être invoquée, dans une certaine mesure, pour expliquer la fréquence de la coxotuberculose, d'autant plus qu'à cette même période de la vie la croissance du squelette a son maximum d'activité.

Pour l'âge adulte, on manque de statistique pour juger de la fréquence absolue de la coxotuberculose. Les relevés faits par Dauvé ne portent que sur les malades des armées ; tout au plus, pourraient-ils donner une proportion juste pour ce milieu spécial. Mais l'auteur reconnaît lui-même que sa statistique comprend toutes les affections douloureuses de la hanche. C'est sur une tout autre base qu'il conviendrait de construire une statistique démonstrative. — De même, on pourrait croire la maladie commune dans un âge avancé, par suite de la confusion de l'arthrite tuberculeuse et du *morbus coxæ senilis*. En réalité, il n'en est rien ; la coxotuberculose est très rare dans la vieillesse.

Je pense que l'influence du sexe n'est pas bien notable. Cependant dans ma statistique de cent cas il y a cinquante-sept garçons et quarante-trois filles, ce qui fait, pour les garçons, un cinquième en plus.

Fréquence comparative de la coxotuberculose et des autres arthrites tuberculeuses. — Si on compare entre elles les différentes articulations au point de vue de la fréquence de l'arthrite tuberculeuse, ce qui frappe d'abord, c'est qu'entre toutes la hanche est le plus souvent atteinte. Voici une statistique où je me suis borné à cent cas de coxotuberculose ; elle montre la proportion relative des cas de tuberculose sur les diverses articulations des membres supérieurs et inférieurs :

Sur trois cent soixante-douze cas de tuberculose chirurgicale des membres et du tronc, on trouve :

1° Sur le membre inférieur	100 cas de coxotuberculose. 66 cas de gonotuberculose (deux fois les 2 genoux étaient pris). 33 cas de tuberculose de l'articulation tibio-tarsienne. 16 cas de tuberculose des articulations du pied et des orteils.
2° Sur le membre supérieur	2 cas de tuberculose de l'épaule (scapulotuberculose). 12 cas de tuberculose du coude. 2 cas de tuberculose de l'articulation du poignet. 25 cas de tuberculose de la main et des doigts.

Les cent vingt-six cas complémentaires de cette statistique appartiennent aux parties molles, aux os du tronc et de la tête.

L'articulation de l'épaule est à rapprocher de la hanche par sa conformation anatomique. Or, la tuberculose de l'épaule est cinquante fois moins commune environ que celle de la hanche. Tandis que celle-ci encombre mes salles d'hôpital, c'est à peine si je rencontre deux à trois scapulotuberculoses dans le courant d'une année. Cette différence entre deux articulations analogues ne peut s'expliquer que par les fonctions opposées, à certains égards, qui leur sont dévolues. La hanche supporte dans la station, la marche, la course et le saut, le poids de la totalité du corps; sans cesse, les pesées alternatives du tronc se portent sur la tête et le col du fémur. Au contraire, le membre supérieur est suspendu, en quelque sorte, à l'épaule. Tandis que les surfaces articulaires de la hanche sont fortement et parfois violemment appliquées l'une contre l'autre, celles de l'épaule tendent à s'écarter, et ne sont maintenues en rapport que par les forces musculaires. La pression mécanique que subit la hanche, constitue une sorte de traumatisme physiologique, qui nous paraît être l'un des éléments les plus importants de sa prédisposition à la coxotuberculose. Les mêmes faits se vérifient pour les autres articulations homologues des membres supérieur et inférieur.

La raison qui rend compte de la fréquence de la tuberculose de la hanche comparée avec celle de l'épaule, explique aussi pourquoi le genou est beaucoup plus souvent pris que le coude; et si la main est plus fréquemment atteinte que le pied, c'est qu'ici les conditions physiologiques sont changées. Sans doute le pied reçoit, lui aussi, le poids du corps; mais sa conformation en permet la répartition sur plusieurs points à la fois, et il ne sert guère qu'à cet usage. L'activité de la main et sa mise à contribution dans des circonstances sans nombre, qui l'exposent incessamment; peut-être aussi la présence réelle de portes d'entrée beaucoup plus communes, sont des raisons, à mon sens, suffisantes pour faire comprendre les différences qui existent dans le tableau précédent. En résumé, ce qui ressort de cette comparaison entre le membre supérieur et le membre inférieur, c'est que l'arthrite tuberculeuse a son siège d'élection dans les articulations qui sont le plus exposées aux violences, même d'ordre physiologique, et sur lesquelles se concentrent les efforts les plus grands et les plus nombreux. Mais il y a plus, et le fait suivant doit être mis en relief. Sur les cent cas de coxotuberculose, quatre fois cette affection ne s'est montrée que plus ou moins longtemps après d'autres atteintes de tuberculose dans le membre inférieur du même côté, à savoir : une gonotuberculose, une ostéo-arthrite tuberculeuse tibio-tarsienne, un spina ventosa du premier métatarsien, un abcès froid de la cuisse. Ce rapprochement peut amener à penser que la coxotuberculose, dans ces cas, a été le résultat d'une infection consécutive.

Enfin, pour compléter cette exposition, ajoutons que dans trois autres exemples la coxotuberculose a été précédée d'altérations de même nature : au coude, une fois; dans le rachis, une fois ; au thorax, une fois..

Influence du traumatisme. — L'influence du traumatisme a été très diversement appréciée. J.-L. Petit enseignait que toutes les coxalgies étaient d'origine traumatique. C'était aussi l'opinion de Sabatier, de J.-D. Larrey, de Boyer. H. Larrey explique la fréquence de la coxotuberculose dans l'armée par les exercices de gymnastique, comme celui du cheval de bois. Au contraire, Brodie, après une longue pratique de la chirurgie, pensait que la coxalgie devait rarement être rapportée à une cause directe. Dans une discussion qui eut lieu sur ce sujet à la Société de chirurgie, en 1865, Bouvier émit l'opinion que le début de la coxalgie se rattachait, dans la très grande majorité des cas, à un traumatisme. Giraldès, au contraire, se demandait où l'on pouvait trouver le traumatisme dans l'étiologie des cas si nombreux de coxalgie qui surviennent à 2, 4, 6, 10 ans. Enfin Verneuil admettait l'influence du traumatisme comme cause de la maladie de la hanche, mais avec une interprétation particulière. D'après lui, l'arthrite traumatique ne pouvait être le début d'une tumeur blanche, que si le sujet était d'avance prédisposé à cette évolution fâcheuse. Sur un individu sain, robuste, un traumatisme n'amenait qu'une arthrite simple ; sur le scrofuleux, il provoquait une manifestation locale de la diathèse. On peut placer à côté de cette opinion les résultats d'une expérience de Max Schüller, faite sous l'empire de la doctrine nouvelle de la tuberculose bacillaire. Cet auteur inocule la tuberculose à des chiens par les poumons ; en même temps, il violente une articulation, et provoque une arthrite traumatique. Or, ce n'est pas une arthrite simple qui se développe, mais une tuberculose articulaire. Le foyer de contusion crée, pour le germe infectieux, un siège d'élection. Ce résultat paraît, au premier abord, la réalisation expérimentale de l'opinion de Verneuil. Pour lui, l'individu atteint par la diathèse est un terrain sur lequel l'arthrite traumatique ne sera pas une inflammation simple, mais deviendra une affection spéciale, fongueuse. Toutefois, pour que la comparaison soit exacte, il importe d'en préciser les termes. Si le scrofuleux, comme l'entend Verneuil, n'est qu'un sujet prédisposé à la tuberculose, qu'un terrain préparé, cela ne suffit pas ; car le traumatisme ne portant pas avec lui le germe tuberculeux, ce germe ne saurait être mis en cause, le terrain en étant privé, tout préparé d'ailleurs qu'il soit à le recevoir.

Il n'en est plus de même si le sujet est véritablement tuberculeux antérieurement, c'est-à-dire s'il possède quelque part, apparent ou non, le bacille spécifique. Il ne répugne plus de concevoir alors que l'irritation localisée, provoquée par l'action vulnérante, puisse être l'origine de la fixation du germe, et que, par suite, l'altération primitivement simple et traumatique prenne promptement le caractère tuberculeux. Cependant l'analyse clinique ne fait reconnaître aucune cause traumatique, dans la majorité des cas, au moins chez les enfants ; l'affection débute spontanément.

On doit rapprocher de ces faits ceux encore assez nombreux où le traumatisme a été vraiment insignifiant, et n'a en aucune façon atteint, froissé d'une manière quelconque une articulation aussi profondément placée que la hanche. Celle-ci n'est accessible aux actions vulnérantes que dans des conditions de traumatisme considérable ou particulier. On en a la preuve dans ce fait, que les traumatismes légers souvent invoqués par les parents n'ont pas eu d'effets immédiats, que les enfants ont continué à marcher et à jouer, le lendemain et les jours suivants, sans se plaindre, sans boiter, sans manifester rien d'anormal.

D'autre part, en se tenant exclusivement sur le terrain de l'observation clinique, on rencontre assez souvent des sujets tuberculeux, phthisiques même, qui ont éprouvé des traumatismes variés, entorses, fractures ; il m'est arrivé plusieurs fois de produire des fractures en exécutant le redressement des membres chez des sujets atteints de tuberculose du genou, et même de la hanche. Les conséquences de ces entorses, de ces fractures, sont aussi simples que chez les autres malades et je n'en ai jamais vu qui aient été suivies de tuberculose au point vulnéré. Du reste, il y a bien loin de la marche des affections traumatiques en général à ces allures latentes, insidieuses, suspectes, qu'offre la coxotuberculose. Mais il n'y a nulle répugnance à admettre que le traumatisme puisse intervenir d'une manière active chez des sujets déjà affectés de tuberculose locale latente. Ses effets directs ou indirects consisteraient alors dans une excitation, un réveil d'une altération qui, sans lui, aurait sommeillé longtemps encore, tout comme on voit persister, dans différentes régions de l'organisme, dans les ganglions notamment, des foyers tuberculeux indolents dont rien ne traduit l'existence. Au surplus, il est un traumatisme, qu'on pourrait dire physiologique, dont nous avons parlé dans le parallèle des tuberculoses de la hanche et de l'épaule, et qui, à mon sens, est autrement puissant pour légitimer le lieu d'élection de l'affection dans la hanche. C'est celui qui se tire de l'activité nutritive de l'épiphyse fémorale, et de la résistance incessante qu'elle doit opposer au poids du corps, dans les conditions les plus diverses de la marche, de la course et du saut.

Maladies générales. — Hérédité. — Tous les auteurs ont accordé une part d'influence dans l'étiologie de la coxotuberculose à un certain nombre d'états généraux, tels que le rhumatisme, la blennorrhagie, la syphilis, les fièvres éruptives. Cet ordre de causes était pleinement admissible, quand sous le nom de coxalgie on décrivait un ensemble d'affections de nature différente ; mais avec la signification que nous lui donnons, tout lien de parenté a cessé d'exister avec ces divers états morbides. Toutefois, il en est parmi eux qui peuvent placer les sujets dans des conditions d'affaiblissement qui prédisposent à l'infection tuberculeuse. La rougeole en particulier a, plus que les autres fièvres éruptives, ce fâcheux privilège, et il n'est pas rare de voir apparaître les premiers phénomènes de la coxotuberculose dans les mois qui suivent la terminaison de cette affection.

Enfin, à l'égard de l'influence héréditaire, nous nous bornons à dire que, lorsque l'on recherche les antécédents de famille, on apprend fréquemment qu'il existe des traces de tuberculose. Un ascendant direct ou collatéral, le père, la mère, les grands-parents ou bien un frère, une sœur, des cousins ont déjà succombé à une affection tuberculeuse, ou en sont encore atteints. Si parfois on retrouve chez eux une ostéo-arthrite tuberculeuse de la hanche ou de toute autre jointure, c'est plus souvent une localisation viscérale, méningite, phthisie pulmonaire, etc.

L'aspect général des enfants est des plus variables. Sans nul doute, il en est parmi eux qui présentent certains caractères morphologiques particuliers, ceux que l'on accorde volontiers à la scrofule ou à un lymphatisme exagéré, tels que le teint blond et coloré, le gonflement de la lèvre supérieure et des narines, des traces de blépharo-conjonctivites anciennes, une surcharge de graisse molle et de mauvais aloi ; d'autres encore sont des sujets malingres, chétifs, misérables, portant en eux les empreintes d'une souffrance prolongée. Mais il est très fréquent de voir la coxotuberculose frapper des enfants exempts de toutes ces manifestations, et présentant sous tous les rapports l'aspect d'une santé prospère. Durant longtemps, sinon toujours, la tuberculose restera locale ; c'est dans ces circonstances que la cure en sera plus facilement obtenue.

SYMPTOMES

Division en trois périodes. — La coxotuberculose se présente en clinique avec un ensemble de symptômes qui varie suivant l'époque de l'observation. Les auteurs divisent habituellement sa description en trois périodes successives, qui se caractérisent de la manière suivante :

1° Période de début, à signes insidieux, oscillants ; le diagnostic est parfois difficile à fixer.

2° Période d'allongement apparent, d'attitude vicieuse avec flexion, abduction et rotation en dehors, et d'immobilité persistante.

3° Période de raccourcissement. La cuisse est dans la flexion, l'adduction et la rotation en dedans.

Ces deux dernières périodes, et surtout la troisième, peuvent se compliquer d'abcès froids et de luxations spontanées.

PÉRIODE DE DÉBUT

Le début de la coxotuberculose est lent et insidieux. Aucun signe frappant ne la rend d'abord manifeste ; elle affecte une allure oscillante. Les troubles fonctionnels peu marqués, qui permettent de soupçonner son existence, se montrent à certains moments ; puis ils disparaissent. Si le sujet est un enfant, les parents, inquiets aux premières manifestations, se rassurent vite, pensant qu'il s'agit de douleurs de croissance ou d'un trouble passager et sans importance. Mais le mal reparaît, s'installe peu à peu, pour ainsi dire, et finit par attirer sérieusement l'attention.

Je ne saurais dire au juste quel est le symptôme qui se montre le premier. Ce n'est pas la douleur, en général ; il me semble que c'est le plus souvent une contracture légère des muscles pelvi-trochantériens, qui se traduit par une gêne de la marche. Le malade éprouve un certain degré de raideur dans la hanche ; il se fatigue plus vite, il traîne la jambe, il ne soutient pas une course un peu longue sans éprouver le besoin de se reposer. Les petits enfants refusent de marcher, demandent qu'on les porte. Ces troubles s'accentuent davantage à la fin de la journée ; le matin au contraire, après le repos de la nuit, ils ont disparu. La fatigue les met en évidence. Ils se montrent ainsi avec leurs variations pendant un certain nombre de jours ; puis on cesse de les remarquer. Ces alternatives sont fréquentes, elles peuvent se prolonger durant des semaines, des mois, et persister ainsi même pendant deux ou trois ans [1]. La démarche, d'ailleurs, n'est pas assez défectueuse pour qu'il soit facile d'en juger exactement, au premier coup d'œil. Les mouvements des membres paraissent se faire avec régularité. Il y a seulement une légère modification dont on ne découvrirait pas la cause d'abord, si l'esprit n'était toujours mis en éveil par la fréquence si connue de la coxotuberculose. On

1. Ces faits s'expliquent naturellement. Les foyers tuberculeux étant par eux-mêmes tout à fait indolents, aucun symptôme ne traduit leur existence. C'est seulement quand il survient de l'irritation autour d'eux, ou dans la synoviale, que les troubles fonctionnels apparaissent. Ainsi s'explique en même temps pourquoi ces troubles fonctionnels se montrent toujours les mêmes, quel que soit le siège de la lésion tuberculeuse primitive.

peut dans ces cas légers, à peine manifestes à l'œil, suivre le conseil de Marjolin, et, sans regarder le malade, écouter le rythme de la marche. L'enfant s'appuie un temps inégal sur les deux membres inférieurs, et de plus, la pesée du poids du corps ne s'exerce pas avec la même intensité ni la même brusquerie sur chaque pied; le pied du côté sain tombe plus rapidement, plus fortement; celui du côté malade se pose avec un peu plus de légèreté. Il en résulte que le bruit de la marche sur un plan sonore, comme un plancher, se compose de deux sons alternatifs, différents. C'est à ce signe acoustique que le maquignon reconnaît chez le cheval un très léger degré de boiterie.

Un peu plus tard, une attention aussi minutieuse n'est plus nécessaire, la claudication devient évidente; la durée du temps d'appui sur le membre malade diminue de plus en plus, et la cuisse, au lieu de se fléchir quand le pied quitte le sol, se porte en dehors; la jambe décrit un arc pour se porter en avant, l'enfant marche en fauchant. Mais déjà, avant ce degré plus éloigné du début, on constate le plus souvent trois autres phénomènes, qui sont plus ou moins en connexion avec les troubles de la marche. Ce sont : la douleur, la contracture, l'atrophie musculaire.

La douleur est *spontanée* ou *provoquée;* dans l'un et l'autre cas, elle constitue un caractère important, mais d'une valeur inégale. La douleur *spontanée* prend diverses formes; tantôt c'est une sensation de gène profonde rapportée à la région de la hanche, ou plus bas, à la face interne de la cuisse, au-dessus du genou, au genou, quelquefois localisée dans le mollet, le cou-de-pied, le gros orteil même; tantôt, c'est une douleur plus vive que les enfants comparent à des piqûres d'aiguille, de véritables élancements. La marche, la fatigue de la journée la font naître ou l'augmentent; le repos la calme. La douleur enfin cesse entièrement pendant un intervalle de plusieurs jours, comme les autres troubles fonctionnels eux-mêmes. Pour expliquer la douleur spontanée de la hanche, quel que soit son siège, au pli de l'aine (S. Cooper), à la face interne et supérieure de la cuisse, à la fesse, les auteurs ont invoqué des raisons très différentes : distension du ligament rond (J.-L. Petit), de la capsule (Velpeau), de la partie postérieure de la capsule (Verneuil). Les nombreuses ramifications nerveuses de la synoviale et des ligaments suffisent, d'une manière générale, pour rendre un compte satisfaisant de la douleur.

De même, les explications de la douleur à distance ne manquent pas, surtout pour la douleur du genou ou gonalgie : irradiation, comme pour la douleur du méat dans les lésions du col vésical (Brodie) ; sympathie (Gerdy) ; phénomène réflexe (A. Bérard, Duplay) ; transmission suivant le canal médullaire malade (Richet) ; coexistence d'une lésion du genou (Bonnet) ; irritation du périoste du fémur (Gibert) ; névralgie, névrite, (Crocq, Cruveilhier) ; tension des muscles qui vont du bassin à la cuisse et à la jambe. Aucune de ces explications n'a un caractère général, et d'ailleurs tous les faits ne comportent pas la même explication. Wedemeyer rapporte sur ce point particulier une observation fort intéressante, dans laquelle une douleur se montrait au niveau du genou, chaque fois qu'on exerçait une pression sur l'extrémité supérieure du fémur. Barwell, qui rappelle ce cas, affirme avoir fait lui-même, de son côté, deux fois une remarque semblable. Cette constatation très positive est en faveur de l'origine nerveuse de la douleur. D'un autre côté, la gonalgie a les caractères d'une hyperesthésie cutanée : tantôt le simple contact de la peau sur la région endolorie est insupportable, tandis qu'une pression large et forte est à peine douloureuse ; tantôt même ni la pression ni le contact ne modifient en rien la douleur. Cette forme particulière des troubles sensitifs ne peut être attribuée qu'à une origine nerveuse réflexe.

Il est d'ailleurs plus important de savoir rapporter la gonalgie à sa cause, c'est-à-dire à l'affection de la hanche, que d'en connaître l'interprétation théorique.

La douleur spontanée manquant quelquefois, et ayant une forme des plus variables, il importe de se livrer avec soin à la recherche de la douleur *provoquée*. La constatation de celle-ci, par une méthode d'examen minutieuse et raisonnée, est, à mon sens, d'une importance majeure, surtout quand elle révèle une douleur à siège constant, sur les parties constituantes de la jointure. La méthode d'exploration que j'appellerai directe, donne des renseignements précis et circonstanciés. Elle consiste à examiner par la pression, l'un après l'autre, les divers segments osseux de l'articulation, en plaçant celle-ci dans une attitude appropriée.

C'est tout d'abord l'extrémité supérieure du fémur qu'on doit explorer, et la tête fémorale est accessible dans deux attitudes : dans l'extension simple du membre, et surtout dans la flexion forcée de la cuisse avec adduction et rotation en dedans ; elle vient dans ce dernier cas proéminer dans la fesse en soulevant les muscles, et elle forme un relief parfois visible en arrière et un peu au-dessus du grand trochanter. Le malade étant donc couché sur le dos, la cuisse étendue, on exerce une pression modérée, puis graduellement plus profonde, immédiatement au-dessous de l'arcade de Fallope, au niveau et en dedans des vaisseaux, c'est-à-dire sur la tête du fémur. Si la hanche est malade, on éveille presque toujours ainsi une douleur plus ou moins vive, ou tout au moins une sensibilité plus grande que sur la hanche du côté sain qu'on a soin de mettre constamment en parallèle.

Un second point à explorer correspond à la face interne de la cuisse, sur le bord des adducteurs, à quelques centimètres de la branche ischio-pubienne, c'est-à-dire au niveau du petit trochanter. Là, une pression profonde dans la direction du col fémoral, réveille une sensibilité souvent plus vive qu'au niveau du pli de l'aine. Ce point douloureux n'est cependant pas constant.

Ordinairement, la région du grand trochanter n'est pas douloureuse. On peut comprimer la saillie qu'il forme en avant et en arrière sans provoquer la douleur. Ni ses faces antérieure et postérieure, ni son bord supérieur ne sont sensibles. Mais il arrive souvent que la pression de dehors en dedans sur la face externe vers le col soit plus ou moins douloureuse, et le malade souffre, non pas au niveau de la main qui explore, mais profondément. Bouvier n'accordait pas à ce signe une valeur de premier ordre; en effet, on ne le rencontre pas toujours; s'il existe, il a son importance.

La tête fémorale est surtout accessible quand on fléchit la cuisse sur le bassin le plus loin possible, et qu'on porte le membre dans l'adduction et la rotation en dedans. La tête alors se reconnaît facilement; elle soulève les muscles en arrière du grand trochanter. Dans cette attitude, la pression sur la tête développe une sensibilité plus ou moins vive, ou une douleur profonde et sourde, qui cesse dès qu'on change l'attitude, tout en continuant d'exercer la pression sur les mêmes points.

L'exploration de l'os iliaque réclame l'attitude d'extension. La tête est alors, comme on vient de le voir, logée dans le cotyle, et à l'abri de toute compression à travers les muscles. Le malade étant couché sur le côté sain, la main presse successivement sur les différents points de la fosse iliaque externe, depuis l'épine iliaque antérieure et supérieure jusqu'à la grande échancrure sciatique, puis sur le pourtour de la région cotyloïdienne au-dessus et en arrière du grand trochanter. Ensuite, la même recherche est faite sur l'ischion, sur le pubis, sur la branche ischio-pubienne. La sensibilité douloureuse que l'on met en éveil dans un point déterminé et fixe appartient à l'os iliaque, sauf complication.

Par le toucher rectal, le doigt arrive assez facilement à explorer la face interne de l'os iliaque, sur la région qui correspond au fond du cotyle. Ce mode d'investigation, qui a fixé l'attention de Cazin, ne doit pas être négligé, d'après cet auteur. Il avait été déjà indiqué par Holmes pour le diagnostic des abcès pelviens; mais au début de l'affection il perd une grande partie de sa valeur, pour deux motifs. Le procédé en lui-même n'est pas sans surexciter les enfants, au point qu'il est plus que malaisé de savoir à quoi l'on doit rapporter les douleurs qu'on provoque. D'autre part, si l'articulation est déjà assez en souffrance pour qu'on puisse distinguer par le toucher pelvien un léger empâtement sur le plan osseux qui supporte le cotyle, l'exploration directe à travers les parties molles de la région de l'aine et de la fesse fournira le même résultat. Pourtant le toucher rectal peut servir à reconnaître le début des abcès pelviens.

Cette méthode de recherche de la douleur me paraît supérieure à celle qui consiste à viser le même but par des manœuvres indirectes et plus violentes. C'est ainsi qu'on a conseillé de saisir la cuisse ou la jambe à pleines mains, et de pousser énergiquement le membre vers le bassin. Certains chirurgiens conseillent encore de percuter avec la main, de bas en haut, c'est-à-dire vers la hanche, le talon ou l'extrémité inférieure du fémur.

Enfin, d'autres fléchissent la cuisse sur le bassin. Ce mouvement devient souvent douloureux dès qu'il dépasse certaines limites; mais aussi il arrive souvent, Gibert et Marjolin l'ont observé comme moi, que le mouvement est arrêté par la contracture musculaire, et que l'on ne réveille que peu ou point de douleur, la sensibilité des surfaces osseuses et de la synoviale n'étant pas mise en jeu par cette flexion limitée.

La *contracture* à un degré très léger est un phénomène du début de la coxotuberculose. On présume son existence à la démarche gênée du malade, à un certain degré de raideur de la cuisse; mais elle n'est mise en évidence que par l'exploration directe de la mobilité articulaire, et à la période initiale, tous les mouvements sont conservés dans une certaine limite. Si l'on recherche alors le maximum d'étendue de chacun d'eux, en comparant toujours le côté malade avec le côté sain, on se trouve arrêté à un certain point en deçà de la limite normale. Le fait est évident au premier instant de l'examen, quand la maladie est déjà un peu accentuée. Mais dans les cas tout à fait légers, il y a plus à hésiter; on n'acquiert un résultat certain qu'après avoir, à plusieurs reprises, examiné chacun des mouvements l'un après l'autre, flexion, extension, adduction,

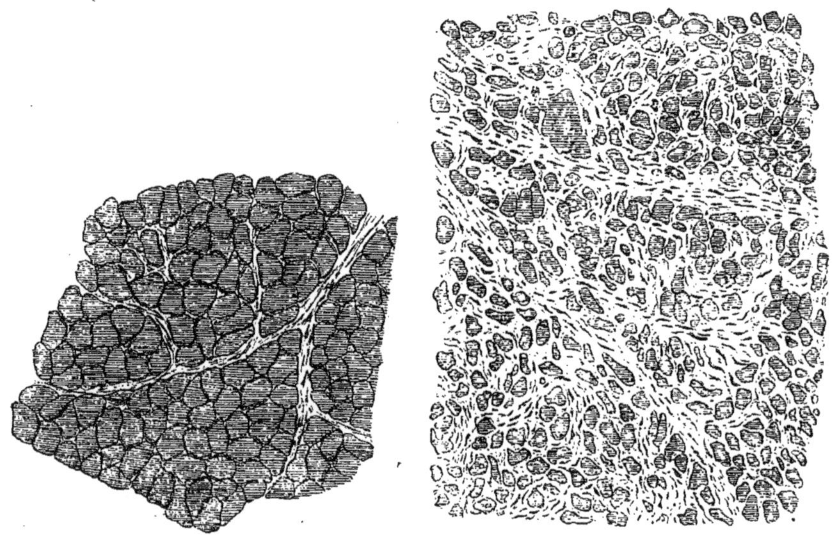

Fig. 18 et 19. — Coupes histologiques du muscle triceps de la jambe, du côté sain et du côté malade.

abduction, rotation, et répété la comparaison avec le côté sain. Il est un mouvement qu'il faut toujours explorer avec un soin particulier, celui de l'abduction combinée avec la rotation en dehors, après avoir préalablement fléchi la cuisse sur le bassin. Si dans cette position on porte le membre dans la rotation en dehors et dans l'abduction, on est bientôt arrêté, il y a une limite qu'on ne franchit pas sans entraîner le bassin. Les adducteurs se tendent, résistent et forment une corde le long du bord interne de la cuisse. Verneuil a insisté avec raison sur l'importance qu'il y a à rechercher la gêne de l'abduction. Il est préférable encore de combiner l'abduction avec la rotation en dehors et la flexion, comme nous venons de l'indiquer.

L'*atrophie musculaire*, elle aussi, est précoce; peut-être est-elle le premier signe de la coxotuberculose, car elle ne manque pour ainsi dire jamais, alors même qu'on est appelé à faire le diagnostic de très bonne heure; je ne serais pas éloigné de penser qu'elle traduit déjà l'existence des tubercules osseux, avant l'apparition de l'arthrite. Très légère d'abord, elle s'accuse davantage plus tard. Avec une certaine habitude d'observation, on la distingue assez facilement à un simple coup d'œil. Il existe une certaine déformation de la cuisse et de la fesse; les reliefs sont moindres au repos et pendant la contraction; la région du triceps est aplatie; de même, celle du grand fessier. Mais par le toucher on obtient des notions beaucoup plus précises. Si l'on saisit la cuisse à pleine main, au niveau de la partie moyenne du triceps, on trouve une consistance moins ferme; on éprouve moins de résistance au-dessous de la couche graisseuse sous-cutanée. La même diminution de fermeté s'observe à la jambe, sur le mollet, et surtout à la fesse. En examinant le malade par derrière, on constate une asymétrie entre les saillies des deux grands fessiers; celui du côté malade est plus plat, plus flasque. Tous ces muscles ont perdu en partie la dureté caractéristique que l'on sent à l'état normal, quand ils se contractent. Les reliefs musculaires se dessinent imparfaitement; il semble que la contraction ne s'effectue qu'à moitié.

Ces faits avaient été vus par Hunter. Ils ont été bien étudiés par Le Fort et par son élève Valtat, pour ce qui concerne les arthrites en général. Celui-ci a montré, et nous avons vérifié le fait histologiquement, qu'il s'agissait d'une atrophie simple, d'une diminution de volume des fibres musculaires, sans dégénérescence. Il faut ajouter que ce genre de trouble, n'est nullement spécial à la coxotuberculose; l'atrophie musculaire se rencontre dans toutes les variétés d'arthrites de la hanche, aussi bien dans l'arthrite traumatique, dans l'arthrite rhumatismale, que dans la tuberculose. Elle ne prend donc une valeur diagnostique réelle que si elle se joint au reste du complexus symptomatique.

L'impuissance des forces musculaires du côté atteint se démontre par une petite expérience facile à répéter sur le malade. Qu'on le mette debout, les talons rapprochés et le poids du corps reposant également sur les deux pieds : si on l'observe dans cette attitude pendant quelques minutes, on ne tarde pas à voir que les saillies musculaires sont le siège de petits soulèvements ; puis les tendons forment des cordes saillantes autour du cou-de-pied. Peu à peu le membre se met en contracture; et le corps se porte en totalité sur le côté sain. Je fais souvent cette expérience, elle donne généralement un résultat concluant. Mais elle n'est véritablement utile que dans les cas difficiles, quand la maladie est à peine apparente, qu'on manque de signes certains pour établir le diagnostic. On la connaît dans mon service d'hôpital sous le nom de signe de l'*épreuve*.

Aux symptômes précédents il convient encore ajouter l'*engorgement ganglionnaire*. Dès les premiers mois, ou même dès les premières semaines, les ganglions de l'aine sont le siège d'un certain gonflement. Plus tard, les ganglions de la fosse iliaque se prennent parfois à leur tour. Dans beaucoup de cas, il n'y a pas de tuméfaction ganglionnaire, à proprement parler; mais cependant les ganglions sont un peu plus volumineux, un peu plus durs du côté malade.

La symptomatologie de la première période de la coxotuberculose peut se résumer brièvement. Dès qu'un jeune sujet boite, ou éprouve quelques troubles, même fugaces, du côté de la hanche, le chirurgien doit examiner l'articulation, et rechercher l'existence dela coxotuberculose à l'aide de cinq signes principaux : la douleur, que révèle surtout la méthode de l'exploration directe, la claudication, la contracture, l'atrophie musculaire, l'engorgement ganglionnaire.

La maladie peut ne pas dépasser les symptômes légers du début, et guérir avant que l'articulation ne soit déformée d'une manière persistante, surtout si un traitement bien ordonné est intervenu. Mais si le jeune malade qui souffre assez peu, continue à marcher, à travailler avec plus ou moins de gène, il est de règle que la coxotuberculose suive son évolution aggravante et passe à la deuxième période. Parfois même, malgré tous les soins, sa marche n'est pas enrayée, et elle se poursuit, quoi qu'on fasse.

DEUXIÈME PÉRIODE, D'ALLONGEMENT APPARENT, OU PÉRIODE D'ABDUCTION COMBINÉE A LA FLEXION ET A LA ROTATION EN DEHORS

Pendant cette deuxième période, les symptômes du début persistent et s'accentuent. Les douleurs spontanées deviennent plus vives. Les douleurs provoquées par les divers modes d'exploration sont plus manifestes. La claudication s'aggravant jusqu'à un degré extrême, la marche finit par être tout à fait impossible. Mais le caractère essentiel de la deuxième phase se tire de la position du membre malade. — Celui-ci se place dans une attitude vicieuse et fixe, désormais permanente, qui, sauf de rares exceptions, est toujours la même : il est plus ou moins fléchi sur le bassin, et porté en même temps dans l'abduction et la rotation en dehors. *Flexion, abduction* et *rotation en dehors,* tels sont les trois éléments de la position nouvelle et le fait saillant qu'on ne doit jamais perdre de vue.

L'analyse de cette attitude n'est pas aisée, au premier abord, pour le motif suivant : le malade a le pouvoir de la corriger pour mieux assurer la marche, ou pour sa commodité dans le lit. Or, l'articulation coxo-fémorale étant fixée, la correction ne peut être obtenue que par un déplacement du bassin dans les trois sens indiqués.

Pour corriger la flexion du fémur, le bassin s'infléchit lui-même en avant, ce qui revient à dire que les épines iliaques sont plus saillantes en avant. Pour corriger l'abduction du membre, position essentiellement défavorable à la marche, le bassin s'abaisse du côté malade; l'épine iliaque antérieure et

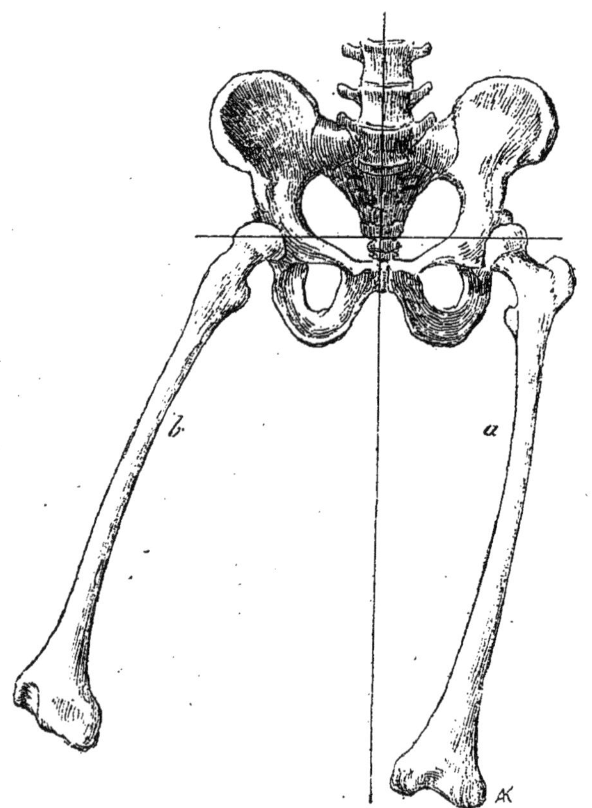

Fig. 20. — Attitude d'abduction, de flexion et de rotation en dehors. — *a*, côté sain; *b*, côté malade.

supérieure de ce côté descend, tandis que l'autre remonte. Pour corriger la rotation en dehors le bassin tourne en sens inverse, c'est-à-dire d'arrière en avant, et l'épine iliaque antérieure du côté malade vient proéminer en avant et plus près de l'axe du tronc.

Mais les articulations postérieures du bassin ne sont pas suffisamment mobiles pour permettre à cet organe des mouvements aussi étendus que ceux qu'exige le rétablissement d'une attitude du membre inférieur, souvent très vicieuse. Aussi le bassin entraîne-t-il le rachis qui est beaucoup plus mobile. Celui-ci, pour répondre à la flexion pelvienne, s'incurve fortement en arrière dans la région lombaire ; de plus, il se fait une scoliose à convexité regardant du côté malade, en rapport avec l'abaissement pelvien, et enfin une légère torsion transversale.

Ainsi, les déplacements du bassin et du rachis peuvent entièrement masquer l'attitude vicieuse du membre. Mais d'habitude, la correction n'est pas complète, et le membre se présente plus ou moins dévié ; d'autre part, il est facile de remettre le bassin et le rachis dans leurs rapports normaux avec le reste du tronc, c'est-à-dire dans un même axe vertical, et à ce moment, l'attitude vicieuse du membre se décèle dans ce qu'elle a de défectueux. Le sujet est-il debout, le corps repose en grande partie sur le membre sain ; le membre atteint se fléchit au niveau des trois grandes articulations, hanche, genou, cou-de-pied ; le pied est en abduction, et la pointe tournée en dehors touche le sol par le talon antérieur (extrémité des métatarsiens).

De même, si on examine le malade étendu sur un plan résistant dans le décubitus dorsal, le membre atteint reste fléchi, le genou soulevé et renversé en dehors; le côté externe du talon porte sur le plan du lit, la pointe en dehors. Le pied est éloigné de celui du côté opposé.

Telle est l'attitude vicieuse du membre ; mais si un certain degré de correction se produit, ce qui est la règle, l'aspect change. Dans le lit, les deux membres sont côte à côte, en égale extension, mais le malade dépasse l'autre en longueur ; il paraît plus long de 5, 6 et jusqu'à 9 ou 10 centimètres. Il ne semble pas y avoir d'abduction ni de rotation en dehors. C'est qu'en effet le bassin et le rachis ont corrigé, en grande partie, ces deux dernières déviations; on trouve alors une ensellure très marquée (correction de la flexion), une proéminence plus grande de l'épine iliaque antéro-supérieure du côté malade, enfin, un abaissement très marqué de cette épine; elle est beaucoup plus basse que l'autre. Ainsi la correction a tout remis en état, sauf la longueur des membres, le malade paraissant beaucoup plus long. La raison d'être de cette inégalité apparente se trouve dans l'abaissement du bassin. Le fait

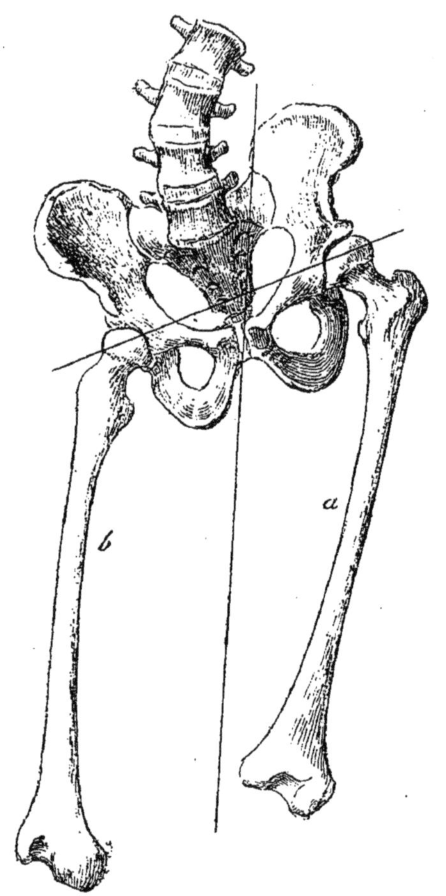

Fig. 21. — Abaissement, flexion et torsion du bassin. — *a*, côté sain; *b*, côté malade.

suivant mis en relief pour la première fois par Fricke et Malgaigne excite la curiosité, tout d'abord. Le membre malade, plus long en apparence, est au contraire notablement plus court que l'autre, si on le mesure de l'épine iliaque antérieure et supérieure au genou ou à la malléole interne. Cela s'explique : le membre malade paraît plus long que l'autre, parce que le bassin est descendu de son côté, nous l'avons dit. Mais il est de plus dans la flexion et l'abduction, tandis que le membre sain reste dans l'extension. Or, si l'on mesure avec les mêmes points de repère le même membre dans l'extension d'une part, dans la flexion et l'abduction d'autre part, on obtient une différence de plusieurs centimètres. Ce résultat s'impose, car dans l'abduction et la flexion les points de repère indiqués se rapprochent.

Ayant parlé de mensuration, nous devons indiquer brièvement des procédés mis en usage pour le membre inférieur. Ils sont nombreux, et les auteurs les exposent en détail. Tantôt ils comportent des instruments spéciaux (compas de Martin et Collineau), tantôt ils sont fondés sur des constructions géométriques (procédé de Giraud-Teulon). Ces procédés sont bons sans doute, mais leur premier inconvénient est d'être compliqués ; cela suffit pour qu'ils ne soient pas entrés dans la pratique. Au contraire, le procédé usité est des plus simples. Il consiste à placer les deux épines iliaques antéro-supérieures à la même hauteur, sur le même plan horizontal, en maintenant les membres rapprochés l'un de l'autre ; on mesure ensuite la distance qui sépare l'épine iliaque antéro-supérieure, soit de la rotule, soit de l'une des malléoles. L'application de ce procédé donne des résultats d'une exactitude suffisante.

En résumé, l'examen du membre montre (Fricke, Malgaigne) que l'allongement apparent à la vue coïncide avec un raccourcissement à la mensuration. Ce raccourcissement est lui-même apparent ; car, si on place les deux membres non plus à côté l'un de l'autre, mais dans une attitude symétrique relativement au bassin, alors on trouve les mêmes dimensions des deux côtés.

Tels sont les faits relatifs à l'attitude vicieuse. Il est devenu nécessaire de connaître les causes qui la déterminent, ainsi que celles de sa constance et de sa modalité.

En premier lieu, d'où vient l'immobilisation articulaire? Brodic, Parise, Bonnet ont soutenu que l'immobilité était produite par l'épanchement, et certains auteurs (Sayre) donnent encore à la seconde période de la symptomatologie le nom de période d'épanchement. Déjà nous savons que cette première hypothèse

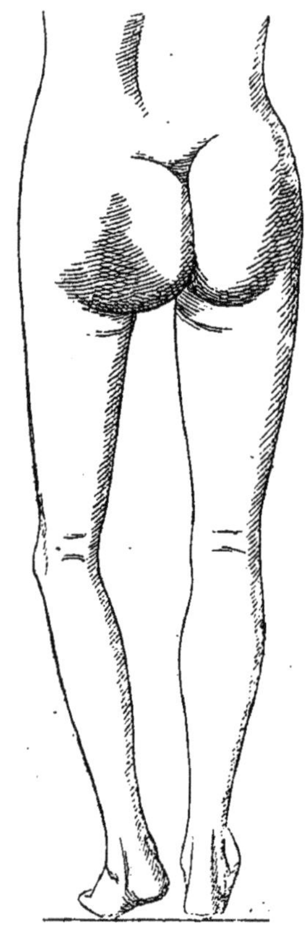

Fig. 22. — Attitude de la seconde période.

doit être écartée. Car, dans la coxotuberculose au début, l'épanchement est nul ou insignifiant, et l'attitude vicieuse apparaît dès les premières périodes de l'affection.

Avec plus de raison, Hunter attribuait l'attitude vicieuse et permanente à la contracture des muscles, et Maisonneuve, Verneuil, L. Labbé ont adopté cette opinion qui est vraiment la seule en harmonie avec les enseignements cliniques. Le spasme musculaire entre en jeu dès le début, et il joue un rôle exclusif au moins pendant un certain temps. A un premier degré, en effet, la fixation est incomplète, temporaire, cède facilement au repos ; le chirurgien peut la vaincre, et elle ne se reproduit que plus tard. A une deuxième période, l'attitude vicieuse est plus rigoureusement fixée ; ni le repos ni les manœuvres ne peuvent en avoir raison. Cependant, quand le malade est endormi par le chloroforme, tous les mouvements sont possibles, et souvent après cet examen le membre conserve assez longtemps une bonne attitude. La preuve est donc évidente : une force active a été supprimée par l'anesthésie, c'est la contracture musculaire. Plus tard, à un degré plus avancé de la maladie, la déviation n'est plus absolument vaincue par l'anesthésie. A la contracture simple ont succédé des altérations des tissus, des muscles, de la synoviale, de la capsule, des os, etc.

Après avoir montré la part qui revient aux muscles dans le mécanisme de la production de l'attitude, il reste encore à déterminer quelle est l'origine de la contracture, et pourquoi ce phénomène se reproduit dans un ordre presque invariable. Peut-être ces deux questions sont-elles étroitement liées et presque connexes. Néanmoins la solution de la première échappe à peu près entièrement. On invoque volontiers la douleur et on en induit qu'afin d'éviter toute souffrance, le malade fixe le membre dans une certaine position pendant la marche. Mais, outre que la remarque de Crocq est juste, l'attitude est loin d'être commode, est-il bien démontré que la douleur soit le phénomène initial et constant ? N'observe-t-on pas la même attitude défectueuse chez les sujets qui n'ont pas marché ? Il est plus probable que cette contracture qu'on appelle instinctive, est d'ordre réflexe, et consécutive à l'irritation provoquée par les altérations osseuses, lorsqu'elles atteignent les dernières ramifications nerveuses.

Il en est de même en ce qui concerne la fixité de l'attitude. Ce fait si remarquable et dont les conséquences ont une portée si grande a reçu diverses interprétations. Pour Brodie, c'est une position de nécessité qui a pour but d'éviter la douleur pendant la marche. Le malade repose sur le côté sain ; il avance le bassin du côté malade, écarte les jambes pour élargir sa base de sustentation ; il appuie sur la pointe du pied malade ; d'où l'attitude en flexion, abduction et rotation en dehors. Cette théorie ne manque pas de vraisemblance, mais elle tombe devant ce fait que la contracture existe chez les malades qui ne souffrent pas, et même chez ceux qui n'ont pas marché. Bonnet incrimine le décubitus. Si le sujet se couche sur le dos ou sur le côté malade, il y a flexion, abduction, rotation en dehors ; s'il se couche sur le côté sain, on trouve l'attitude contraire, flexion, adduction, rotation en dedans. La réfutation est aisée, car l'attitude se montre dès le début, avant toute habitude prise, alors que les sujets continuent à marcher. La nature des altérations initiales et leur évolution ultérieure nous dispensent de nous arrêter sur l'opinion de Martin et Collineau, qui ont distingué deux variétés de coxalgie : l'une capsulaire, caractérisée cliniquement par l'abduction, la flexion, la rotation en dehors ; l'autre osseuse, avec flexion, adduction et rotation en dedans.

Étant donné que la contracture est de nature réflexe, on est conduit à placer dans la puissance relative des différents groupes de muscles contracturés la cause de la déviation habituelle. Les muscles les plus nombreux, les plus gros, les plus puissants de la racine du membre, concourent au résultat observé. Le grand et le moyen fessier sont abducteurs et rotateurs en dehors ; le psoas iliaque, le couturier, le droit interne, le tenseur du *fascia lata,* sont fléchisseurs et rotateurs en dehors. La rotation en dedans n'est que faiblement produite par quelques faisceaux antérieurs du moyen et du petit fessier. De plus, non seulement les muscles abducteurs et fléchisseurs sont les plus puissants, mais leurs rapports immédiats avec la capsule qu'ils recouvrent immédiatement font comprendre que l'irritation réflexe se concentre sur eux, plutôt que sur les muscles plus éloignés de la jointure.

La *durée* de la seconde période de la coxotuberculose comprend des mois et même des années. Pendant ce long intervalle, la région de la hanche se déforme profondément; des complications surviennent. La saillie de la fesse s'aplatit, le pli fessier s'abaisse ; de même en avant, le scrotum ou la grande lèvre du côté malade sont placés plus bas que les parties correspondantes du côté sain. Les sujets non traités tantôt marchent, tantôt sont obligés de garder le lit, selon que les phénomènes douloureux sont plus ou moins marqués. La douleur, en effet, peut manquer presque complètement ; le fait est exceptionnel. En général, la région de la hanche est le siège d'une sensibilité profonde plus ou moins vive. Par moments, des accès de douleur éclatent et durent quelques jours, parfois des semaines. On arrive, le plus souvent, à constater que ces accès coïncident avec des poussées inflammatoires dans le foyer de l'arthrite, ou sur un point du pourtour de la région. Il se manifeste quelque part un certain empâtement profond ou superficiel, précurseur de la formation d'un abcès. Puis le calme se rétablit, et on découvre une aggravation de l'attitude, une transformation même de la position antérieure.

Il se produit aussi des douleurs nocturnes d'un caractère particulier. L'enfant qui souffre de la hanche, finit par céder à la fatigue et s'endort pour quelques instants, puis un réveil brusque se produit avec des cris, de vives douleurs. Pendant la veille, les muscles contracturés maintenaient l'articulation dans l'immobilité, mais ils se relâchent dans le sommeil naturel, comme dans le sommeil chloroformique. Les mouvements devenus possibles sont l'origine de la crise douloureuse qui réveille l'enfant. Bœckel confirme cette explication en faisant remarquer que si l'articulation est bien fixée dans un appareil, les mouvements nocturnes sont empêchés, et avec eux la douleur. Cependant Verneuil a observé un certain nombre de cas dans lesquels la théorie précédente est en défaut, et où les phénomènes douloureux de la nuit ne sont pas modifiés par les appareils de contention.

Ces crises douloureuses nocturnes, de même que les accès précédents, apparaissent souvent au moment où s'opèrent des déplacements. Tout porte à penser qu'elles sont liées à la compression des surfaces articulaires, conséquence inévitable de la contracture. Nous renvoyons à ce qui en a été dit dans l'anatomie pathologique, pour en mesurer les effets, qui sont non seulement une aggravation des désordres articulaires par ulcération, mais auxquels s'ajoute un travail inflammatoire dont la présence de l'os nouveau est un indice certain. Ces faits et la réaction de voisinage qui s'y joint sont suffisants pour expliquer les phénomènes douloureux, dont le retour par accès est en rapport avec la marche ascendante des lésions. Ce qui légitime cette interprétation, ce sont les résultats obtenus par l'extension continue. En supprimant l'action musculaire, c'est-à-dire la contracture, on remédie du même coup à la compression, on en supprime les effets, et il est de règle, chez les malades soumis à ce traitement, de ne plus constater de crises de douleur.

Si l'on explore la région de la hanche, suivant la méthode exposée précédemment, on constate aussi des douleurs provoquées, beaucoup plus vives qu'à la première période. L'examen direct de la hanche sert aussi à se renseigner sur le degré des lésions des os et des parties molles. Si, par le chloroforme, on n'obtient pas un relâchement complet des muscles de la région, c'est que la capsule et les muscles eux-mêmes ont subi des altérations de tissu plus ou moins profondes, des rétractions fibreuses. Les craquements, les frottements plus ou moins rudes que l'on sent, en imprimant à la cuisse des mouvements en différents sens, indiquent selon leur degré, leur rudesse, les altérations plus ou moins profondes des surfaces osseuses.

Enfin, l'évolution de la coxotuberculose peut se terminer à la deuxième période, et guérir sans accidents notables. Les lésions rétrogradent alors, l'arthrite aboutit à la réparation avec roideur ou ankylose, dans la position qu'a prise l'articulation ou qui lui a été donnée par le traitement, résultat heureux ou malheureux, selon que le membre est en bonne ou en mauvaise position. Souvent aussi l'affection progresse, des foyers tuberculeux se développent à travers les parties molles jusqu'à l'extérieur; les os profondément altérés se déplacent, l'affection passe à la troisième période.

TROISIÈME PÉRIODE, D'ADDUCTION OU DE RACCOURCISSEMENT

Elle est caractérisée par une nouvelle attitude; le membre était fixé dans la flexion, l'abduction et la rotation en dehors; maintenant la flexion est conservée ou a disparu, l'abduction s'est changée en adduction, la rotation externe en rotation interne. Une attitude nouvelle dont les éléments sont la *flexion*, l'*adduction* et la *rotation en dedans* a remplacé l'ancienne. Cette succession est d'observation générale. On avait l'habitude de voir depuis des mois, depuis des années, un malade dans l'attitude de la deuxième période, abduction, flexion, rotation en dehors. Un jour, le tableau a changé, le membre a pris l'attitude de la troisième période, avec adduction et rotation en dedans.

Généralement, la transformation ne s'opère qu'à la suite de poussées aiguës répétées. Le patient qui était couché auparavant sur le dos ou sur le côté malade, repose maintenant sur le côté sain, parfois sur le dos ou sur le ventre, dans une position tout à fait anormale et fort gênante. Gibert, dans un excellent travail sur la coxalgie, a bien montré que l'allongement du membre précède la période des luxations. C'est donc à tort que Bonnet fait des réserves sur ce point. Mais il est juste de reconnaître, avec ce dernier auteur, que l'attitude caractéristique de la troisième période se montre parfois primitivement, quoique ce fait soit tout à fait exceptionnel. Dans certains cas, les deux attitudes alternent, et le membre peut prendre successivement la position d'allongement et celle de raccourcissement.

L'observation de ces faits a donné lieu à différentes interprétations. Pour Bonnet et Valette, le décubitus joue le rôle

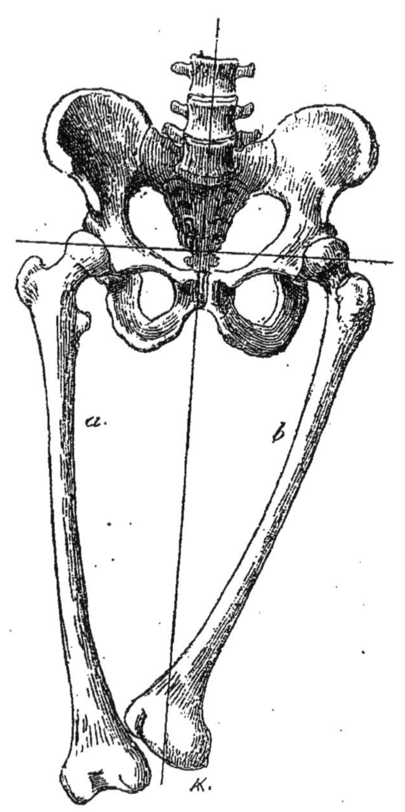

FIG. 23. — Attitude d'adduction, de flexion et de rotation en dedans. — *a*, côté sain ; *b*, côté malade.

principal. Si, par exemple, la douleur oblige le malade à se coucher sur le côté sain, la cuisse qui était en abduction se rapproche peu à peu du plan médian par son propre poids et arrive à l'adduction. Des faits sont rapportés à l'appui de cette théorie. Mais on n'a pas suffisamment tenu compte de la cause anatomique. D'ailleurs, le changement d'attitude se fait aussi bien chez des sujets qui sont restés couchés sur le côté malade.

J. Guérin, Crocq, Gibert, Erichsen invoquent une théorie musculaire. Dans une première phase, les muscles fessiers, le psoas, etc., tous les muscles abducteurs et rotateurs en dehors directement irrités ont déterminé l'abduction. Plus tard, les mêmes muscles étant affaiblis, atrophiés, ulcérés, détruits en partie, leurs antagonistes prennent le dessus et changent l'abduction en adduction. Cette explication, quoique rationnelle, est insuffisante ; l'état des muscles ne répond pas à ces vues de l'esprit.

Martin et Collineau pensent que la coxalgie, ligamenteuse d'abord, est devenue osseuse. Sans partager l'opinion de ces derniers auteurs sur ce point, je crois, en effet, que la condition essentielle du changement d'attitude est dans l'altération osseuse ; et il me suffira de rappeler les modifications survenues dans la tête fémorale, sa diminution de volume, tandis que le cotyle est le plus ordinairement agrandi, pour qu'il soit aisé de concevoir combien la transformation est facile à un moment donné. Mais il serait dangereux d'être exclusif ; les rétractions capsulaires, les transformations fibreuses, peut-être aussi la suppuration jouent un rôle partiel dans le phénomène dont il s'agit.

Quoi qu'il en soit, le membre paraît raccourci, et ce raccourcissement se vérifie à la mensuration. Le bassin, au lieu de s'incliner du côté de l'arthrite, se relève ; le pli fessier est placé plus haut que du côté sain ; il en est de même pour le pli de l'aine, le scrotum ou la grande lèvre. Le pli inguinal est plus profond, le grand trochanter plus saillant, plus antérieur, il remonte plus haut, il se rapproche de la crête iliaque. Ces caractères sont très visibles losrque le malade est debout. Le grand trochanter fait une saillie très marquée, surtout quand le membre est fortement fléchi et dans la rotation interne.

Il est inutile de revenir sur les procédés de mensuration indiqués précédemment. Le membre est raccourci à la vue ; il l'est aussi à la mensuration dans la majorité des cas. Ce raccourcissement est réel. Diverses lésions anatomiques concourent à le produire, ce sont par ordre de fréquence : 1° l'usure de la tête fémorale, et plus souvent l'agrandissement du cotyle en haut et en arrière ; le premier fait fut signalé par Fox, le deuxième par Rust ; 2° les luxations véritables, iliaque, sus-pubienne ; 3° la pénétration de la tête fémorale dans le bassin à travers le cotyle largement perforé ; 4° le décollement épiphysaire du fémur ; 5° l'arrêt de développement des os du membre malade, du fémur, des os de la jambe et du pied. Ce dernier élément de raccourcissement est propre à l'enfance. Il a été signalé par un grand nombre d'auteurs, depuis Hippocrate jusqu'à Brodie et Nélaton. Le raccourcissement par insuffisance du travail de développement des épiphyses peut aller jusqu'à 6 centimètres (Gibert).

Il a été dit précédemment que le membre raccourci est en adduction avec le pied tourné en dedans, telle est la règle. Mais la rotation du pied en dehors s'observe assez fréquemment. Le grand trochanter est remonté, il est plus postérieur ; le genou et le pied sont en rotation externe comme dans la fracture du fémur. Gibert insiste sur une variété de raccourcissement avec le pied tourné en dehors et le membre en place, la tête atrophiée étant remontée dans la fosse iliaque. Enfin Bonnet signale l'abduction et la rotation externe dans les cas où le col est engagé dans le bassin à travers le cotyle. Nous avons vu deux fois le segment inférieur du membre, c'est-à-dire la jambe et le pied, en rotation en dehors, tandis que la cuisse était en adduction ; il s'était opéré un relâchement des ligaments du genou par le fait de l'attitude vicieuse.

C'est à dessein que dans l'exposition des phénomènes de la deuxième et surtout de la troisième période, nous n'avons fait que signaler les abcès et les luxations spontanées. L'importance de ces deux incidents impose l'obligation d'en faire l'étude à part.

TROISIÈME LEÇON

SOMMAIRE

DÉPLACEMENTS DES OS : *Empiètement, chevauchement, luxations proprement dites.* — Signes spéciaux à chacun de ces déplacements. — Ligne anatomique de Nélaton-Roser. — Les luxations relèvent d'un mécanisme lent et progressif, ou brusque et traumatique. — Variétés de luxations spontanées; leurs caractères, leurs terminaisons. — Observations de luxations en bas et de chevauchement avec troubles insolites de la marche.

Abcès tuberculeux et suppurations. — Fréquence. — Leur apparition n'est jamais précoce ; ils aggravent singulièrement le pronostic. — Pathogénie des abcès froids : leur point de départ est synovial, osseux ou ganglionnaire. — Abcès communiquant avec l'articulation, et indépendants. — Variétés cliniques de ces abcès : abcès cruraux, fessiers, pelviens, abcès à poches multiples. — Rapports avec les viscères voisins. — Signes et diagnostic de ces abcès ; la tension de la poche est de 17 millimètres de mercure en moyenne; elle s'élève par l'extension continue. — Marche et terminaisons des abcès froids. — Fistules, leurs sièges d'élection.

Diagnostic de la coxotuberculose. — Difficultés du diagnostic au début ; on méconnaît souvent l'affection. — Diagnostic avant et après la marche. — Diagnostic différentiel avec la luxation congéniale, la paralysie infantile, le rachitisme, la sacro-coxalgie, les ostéites tuberculeuses du voisinage, les autres variétés d'arthrites de la hanche, la coxalgie hystérique. — Diagnostic des altérations initiales dans le fémur ou l'os iliaque.

Marche et pronostic, terminaisons. — Guérison. Ankylose. Mortalité : sa fréquence selon les âges, ses causes.

Formes de coxotuberculose. — Trois formes sont étudiées à des points de vue différents : 1° forme torpide, d'une excessive lenteur ; 2° forme avec attitude d'adduction dès le début du mal ; 3° forme nerveuse de la coxotuberculose. — Interprétation et signes de cette forme. — Caractères différentiels avec la coxalgie hystérique. — Influence heureuse du traitement par les tractions avec les poids. — Relation de quatre observations de cette forme.

LUXATIONS PATHOLOGIQUES

L'anatomie pathologique nous a montré comment la tête fémorale s'ulcère et se déforme, et comment la cavité cotyloïde s'élargit en haut et en arrière, au détriment du sourcil cotyloïdien qui s'efface et s'excave ; il est facile de prévoir dès lors, que si la contracture initiale persiste avec plus ou moins d'énergie, la tête fémorale subira une élévation de plus en plus marquée, en même temps qu'elle sera portée en arrière. A un premier degré, le fémur *empiète* sur le bord du cotyle ; à un second degré, il *chevauche* et repose à la fois sur l'ancienne et la nouvelle cavité. Enfin, plus tardivement, la tête a complètement abandonné le cotyle ; la *luxation* est accomplie. De là, comme induction légitime de ces faits, la gradation insensible entre tous les degrés de déplacement, depuis la plus minime élévation de la tête jusqu'à la luxation véritable. Nous verrons plus loin qu'il est souvent difficile, pratiquement, de fixer le point auquel correspond la luxation véritable, complète.

En tout cas, on ne doit plus, comme autrefois, confondre le raccourcissement, phénomène complexe qui tient à plusieurs causes, avec la luxation. Ce serait commettre une erreur et un abus de langage : une erreur, parce que d'autres causes que la luxation produisent un raccourcissement ; un abus de langage, parce qu'on ne peut dénommer luxation une simple ulcération de la partie supérieure des surfaces avec ascension légère de la tête. Au surplus, en laissant au terme *luxation* sa signification : perte des rapports normaux entre les surfaces, on peut déjà affirmer que la luxation est rare comparativement aux autres variétés de déplacement.

A côté de ces luxations spontanées progressives, doivent

prendre place les déplacements brusques des surfaces altérées sous l'influence d'un traumatisme; ceux-ci diffèrent des premiers par le mécanisme qui les a produits; préparés en quelque sorte par les altérations antérieures, ils tiennent le milieu entre la luxation spontanée et la luxation purement traumatique.

Mais avant de donner la description de la luxation proprement dite, il convient d'envisager cliniquement les diverses étapes qui précèdent un déplacement complet. Ce sont l'*empiétement* et le *chevauchement*. Sur le malade, il n'y a pas de

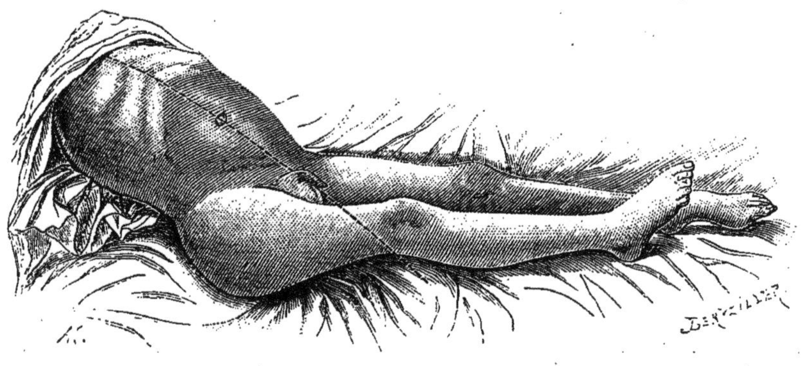

Fig. 24. — Luxation spontanée iliaque.

moyen d'apprécier un léger degré d'empiétement des surfaces. Il se combine aussi bien avec l'abduction qu'avec l'adduction, et le faible raccourcissement auquel on pourrait le reconnaître ne constitue pas un signe d'une valeur suffisante.

Il n'en est plus de même du *chevauchement* : celui-ci donne lieu à un ensemble de signes qui peuvent permettre de le distinguer de la luxation proprement dite. L'attitude est en général celle de l'adduction, et si cette dernière a été précédée d'une longue période d'abduction, sans que le membre ait été soumis à l'extension continue, c'est déjà un signe important de probabilité. On doit y joindre un raccourcissement réel dépassant 1 centimètre, l'élévation du grand trochanter, la saillie de cette éminence. Tous ces signes réunis constituent déjà une forte présomption qui se convertit en certitude, lorsqu'en faisant exécuter des mouvements de flexion à la cuisse, on ne sent pas la tête venir faire saillie dans la fosse iliaque. La présence de la tête dans cette région est en effet, nous le dirons plus loin, le seul signe décisif de luxation.

Pour apprécier l'ascension du grand trochanter, il convient d'établir la ligne de Nélaton-Roser. Ces auteurs ont montré qu'une ligne droite étendue de l'épine iliaque antéro-supérieure à la tubérosité de l'ischion passe par le centre du cotyle, tandis que sa partie moyenne correspond au bord supérieur du grand trochanter, le membre étant en demi-flexion. C'est là un point de repère exact, facile à retrouver et d'une grande importance pratique. Dolbeau a fait seulement quelques réserves en ce qui concerne les enfants au-dessous de trois ans. Dans le premier âge, le grand trochanter est un peu plus antérieur, et il reste à 8 ou 10 millimètres au-dessous de la ligne ilio-ischiatique. Plus tard, le signe de Nélaton reprend toute sa valeur. La longueur de la portion du grand trochanter qui dépasse en haut la ligne de Nélaton-Roser est la mesure de l'ascension du fémur; la distance qui sépare le grand trochanter du milieu de la même ligne, indique le déplacement en avant ou en arrière; quelquefois, l'empâtement de la région apporte quelque difficulté à l'application précise de cette donnée.

Il est inutile d'insister sur les autres signes du chevauchement de moindre importance, en corrélation avec les précédents, tels que l'enfoncement du pli de l'aine, l'élévation du pli fessier, etc.

Envisageons maintenant les luxations lentes, progressives. Parmi elles, la variété iliaque est relativement beaucoup plus fréquente que les autres, qui sont exceptionnelles. Ces dernières sont : l'obturatrice, la sus-pubienne, la luxation directe en haut, le groupe des luxations inférieures parmi lesquelles la variété ischiatique, enfin la luxation dans le bassin à travers le cotyle.

La luxation *complète iliaque* ne diffère du chevauchement que par un seul caractère distinctif : la présence de la tête en arrière dans la fosse iliaque. On la sent ; elle est mobile au-

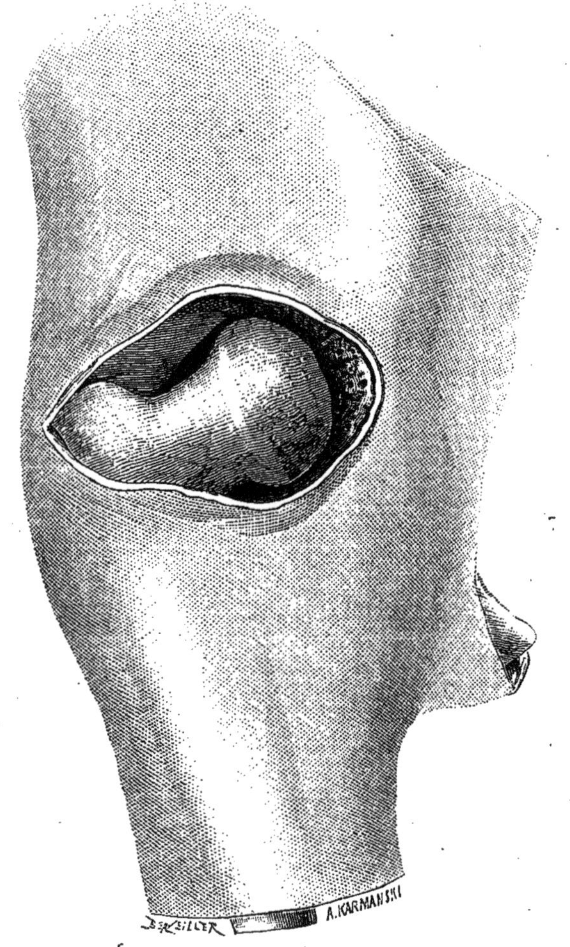

Fig. 25. — Luxation spontanée en haut et en avant. Variété rare.
(Voir obs. XXVIII, p. 212.)

dessus du grand trochanter ; l'adduction, la rotation en dedans, la saillie et l'ascension du trochanter, l'étendue du raccourcissement enfin, ne sont plus alors que des signes auxiliaires. Ainsi comprise, la luxation est une complication rare. Good avait grandement exagéré sa fréquence en affirmant l'avoir observée une fois sur six. Cet auteur confondait les deux degrés que nous distinguons.

Le siège exact de la tête dans la luxation iliaque est variable ; il est plus ou moins élevé, plus ou moins postérieur. La tête peut se déplacer jusqu'à la grande échancrure sciatique. On ne doit pas établir, comme on est souvent porté à le faire, un rapport constant entre la luxation pathologique et la suppuration. J'ai observé et traité dans mon service d'hôpital plusieurs cas de luxation dans lesquels il ne s'est jamais produit d'abcès. D'un autre côté, on voit à chaque instant des coxalgies suppurées sans luxation.

VARIÉTÉS PLUS RARES DE LUXATIONS SPONTANÉES

1° *Luxations en dedans, dans le trou obturateur.* — Elle est indiquée par Portal, Audran, Marjolin, Gibert, etc. Ici, le chevauchement ne se distingue guère de la luxation qui est d'ailleurs incomplète, le plus souvent. Le membre est dans l'abduction et la rotation en dehors. Il est raccourci de quelques centimètres. Le pli de l'aine est soulevé, les battements de l'artère sont superficiels, la saillie des ganglions est plus accusée que normalement.

2° *Luxations en haut et en dedans, sur le pubis.* (Nélaton, Stanley). — Les signes de cette variété sont à peu près les mêmes que ceux de la précédente ; seulement la tête du fémur est plus élevée, plus superficielle, plus facilement reconnaissable ; le raccourcissement du membre est plus marqué.

3° *Luxation directe en haut, entre l'épine iliaque antéro-inférieure et l'éminence iléo-pectinée.* — J'ai rencontré cette variété. Elle s'accompagne d'une abduction moindre ; le membre est étendu, la tête fait un relief très prononcé en haut, au pli de l'aine, en dehors des vaisseaux ; le grand trochanter est plus antérieur et sur la ligne verticale de l'épine iliaque supérieure ; la flexion de la cuisse est impossible. (V. fig. 25, p. 87.)

4° *Luxation dans l'échancrure sciatique,* — Roux et Gibert ont rapporté chacun un exemple de cette variété qui n'est qu'une étape plus avancée de la luxation en arrière ou iliaque.

5° *Luxation directe en bas, sur l'ischion, et en bas et en arrière.* — Cette variété est très rare ; j'en donne deux exemples. (V. obs. 5, p. 92, et fig. 27, p. 91.)

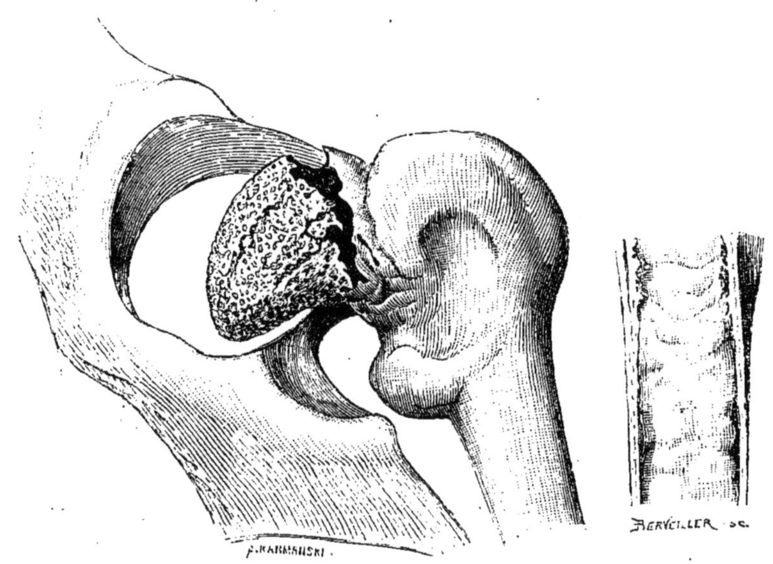

Fig. 26. — Perforation du cotyle. Luxation du fémur dans le bassin. Agrandissement du canal médullaire. (Voir obs. XXVII, p. 211.)

Le membre est fléchi sur le tronc, quelquefois au point que la cuisse est accolée à la paroi abdominale ; il est aussi en adduction. En examinant la fesse, on voit et on sent la tête fémorale au-dessous du grand trochanter, au-dessus de l'ischion. L'épine iliaque antéro-supérieure, le sommet du grand trochanter, le centre de la tête fémorale et la pointe de l'ischion sont sur une même ligne presque verticale, ou un peu oblique de haut en bas et de dedans en dehors.

6° *Luxation dans le bassin par perforation du cotyle.* — Le membre est raccourci et en adduction avec rotation en dedans ; il est de plus en extension avec impossibilité de flexion. (Voir obs. XXVII, p. 211, et fig. 26, p. 89.) L'attitude du membre n'est pas constante; Martin et Collineau en ont rapporté un exemple avec abduction et rotation en dehors.

Terminaisons des luxations spontanées. — La mort survient souvent par le fait de la suppuration locale, ou à la suite de complications tuberculeuses des viscères, etc. Mais la guérison n'est nullement rare; il se fait un processus réparateur qui aboutit à des adhérences entre les os, ou à une articulation nouvelle, véritable pseudarthrose avec capsule; assez souvent l'union nouvelle des surfaces a lieu par des liens fibreux serrés; très rarement l'ankylose est osseuse. — La meilleure guérison est pourtant l'ankylose osseuse; avec elle, il est vrai, le membre conserve un fonctionnement moins parfait, mais la marche est facile et sûre, lorsque le membre est en bonne position; les rechutes sont moins à redouter que dans les pseudarthroses lâches et même fibreuses, à cause de la mobilité persistante qui expose davantage les parties aux violences, aux effets de la fatigue ou des mouvements inconsidérés. Richet et la plupart des chirurgiens ont observé ces récidives après une guérison de dix ans, de quinze ans même; j'en ai rencontré également plusieurs cas.

Je n'ai pas l'intention de décrire ici les variétés d'attitude vicieuse résultant du chevauchement des os ou d'une luxation spontanée, pas plus que les troubles fonctionnels qui en découlent; cette étude comporterait des développements trop étendus. Mais à titre de curiosité, et pour montrer en même temps un degré extrême d'une atttitude défectueuse, ainsi que les perturbations excessives qui en résultent pour la marche, je relaterai deux faits particuliers. Dans le premier exemple, il s'agit d'une coxotuberculose de chaque côté, avec double luxation en bas; une de ces luxations est directe en bas au dessous du cotyle; l'autre est en bas et en arrière. Les deux membres (V. fig. 27) sont fléchis sur le tronc; l'un est immédiatement accolé à l'abdomen, l'autre, en flexion moins prononcée n'est séparé du tronc que par le membre précédent.

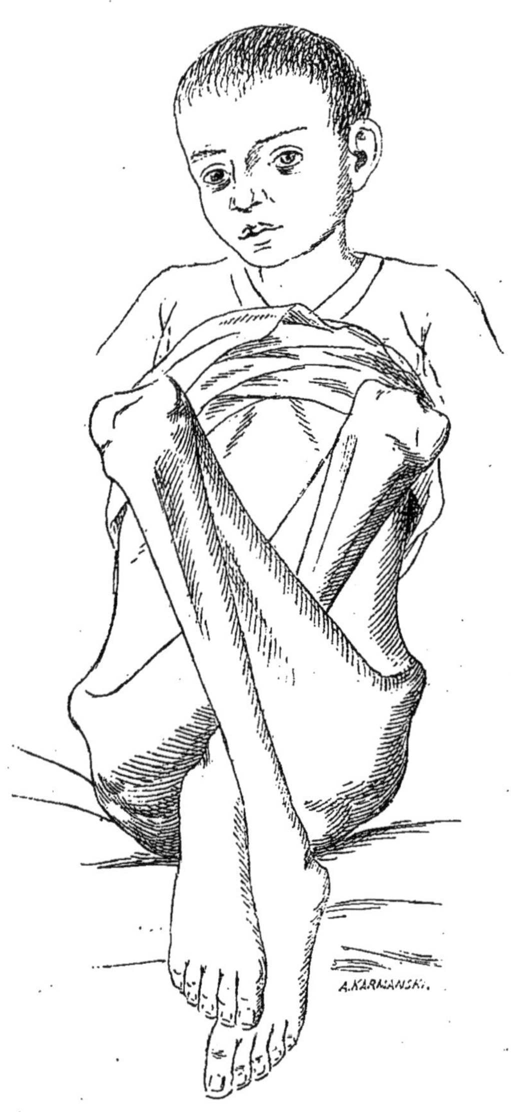

FIG. 27. — Double luxation spontanée : l'une directement en bas, l'autre en bas et en arrière. (Voir obs. V, p. 92.)

Le second exemple est intéressant au point de vue de la défectuosité de la marche ; l'enfant était depuis plusieurs années guéri de son affection. Le membre très raccourci est en adduction très marquée, légèrement fléchi et en rotation en dedans. Il n'y a pas pourtant de luxation spontanée, et le diagnostic est très précis sur ce point. En effet, comme la jointure est très mobile et permet une flexion très étendue avec une adduction prononcée, on ne sent nullement apparaître la tête fémorale dans la fesse, très amaigrie, lorsqu'on exécute ces mouvements. La tête, probablement très rapetissée, glisse alors exclusivement sur le bord postérieur du cotyle. Pour marcher, l'enfant applique la pointe du membre malade sur le sol; puis le membre sain se fléchit brusquement, pour se mettre de niveau avec le membre raccourci, en même temps que par une manœuvre rapide et habile il se place en avant et en dehors de lui, il le croise par conséquent. Dans un second temps, le membre malade devenu libre, placé en arrière du précédent, exécute à son tour une manœuvre en arc de cercle qui le transporte en avant et en dehors du membre sain. La marche n'est en un mot possible que par un croisement alternatif des membres qui, au lieu de rester parallèles, sont toujours sur un plan antérieur ou postérieur, l'un par rapport à l'autre. Le lieu du croisement des membres inférieurs correspond à leur partie moyenne environ. — La lecture des deux observations suivantes fournira de plus amples détails.

Obs. V. —*Coxotuberculose double. — Double luxation spontanée : l'une directement en bas, l'autre en bas et en arrière.* (V. fig. 27, p. 91.) — Nayder, garçon de quatorze ans et demi, est couché au lit n° 7 de la salle Denonvilliers.

Cet enfant qui est loin de porter son âge, raconte lui-même les débuts et la marche de son affection. Vers l'âge de six ans, il se mit à boiter du côté gauche, puis il souffrit de la hanche. Six mois après ce début, les mêmes phénomènes se sont montrés du côté droit.

Pendant un an au moins, il a marché sans béquilles; au bout de ce temps, la flexion des cuisses augmentant, les béquilles sont devenues nécessaires; enfin la marche a été tout à fait impossible. Aucun traitement n'a été fait.

L'enfant est dans un état d'effrayante maigreur; il tousse d'ailleurs, et porte dans les poumons les signes d'altérations tucerculeuses avancées.

A. *Côté droit*. — La cuisse est fléchie sur le tronc, au point que la face antérieure de la cuisse touche la paroi de l'abdomen. Sa direction sur le tronc est oblique en haut et à gauche, et le genou vient se placer contre la face latérale gauche du thorax, un peu au-dessous du mamelon. La jambe est fléchie sur la cuisse, de telle manière que ces deux parties se touchent, et que le talon vient se placer immédiatement en dedans de l'ischion, où il s'est creusé une gouttière par l'habitude de la position. Le pied est légèrement porté en dedans ; il jouit de tous ses mouvements.

L'extension du genou est presque impossible ; en effet, le tibia est placé en arrière des condyles du fémur qui forment une saillie très prononcée. La rotule est dans la gouttière intercondylienne et un peu mobile.

État de la hanche. — La maigreur extrême laisse dessiner les saillies de la région. Au-dessous de l'épine iliaque antéro-supérieure, sur une ligne verticale, apparaît d'abord la saillie trochantérienne, considérable, arrondie ; au-dessous d'elle et un peu en arrière, la saillie de la tête fémorale est superficielle, et facile à reconnaître à sa forme arrondie. Au-dessous de cette saillie, existe une gouttière profonde qui sépare la tête fémorale du sommet de la tubérosité de l'ischion.

Ces quatre saillies : épine iliaque antéro-supérieure, grand trochanter, tête du fémur, ischion sont sur une même ligne verticale ; la tête fémorale seule déborde un peu en arrière, et si l'on mène la ligne Nélaton-Roser, cette ligne passe immédiatement en arrière du grand trochanter et coupe la tête du fémur en deux parties inégales, dont l'antérieure est beaucoup plus considérable que la postérieure ; c'est donc bien une luxation directe en bas, et un peu en arrière.

B. *Côté gauche*. — Même maigreur de la hanche. Les saillies font le même relief ; l'attitude du membre inférieur gauche se rapproche de celle de l'autre membre, avec la différence suivante qui est d'ailleurs imposée par l'attitude des membres. En effet, le membre inférieur gauche est dans la flexion, mais il ne peut toucher le tronc parce que le membre droit l'en éloigne ; aussi est-il moins fléchi, mais la flexion de la jambe est aussi grande et le talon vient aussi toucher l'ischion. Non seulement les deux cuisses sont en avant l'une de l'autre, mais elles se croisent encore obliquement : l'une, la droite, se dirigeant vers la partie latérale gauche du thorax ; l'autre, la gauche, vers la partie latérale droite.

Par suite de l'attitude de la cuisse, la tête du fémur est moins directement en bas que du côté droit ; elle est plus en arrière et fait une saillie moins nette sous la peau.

L'extrémité la plus élevée du grand trochanter est à 1 centimètre en arrière de la ligne de Nélaton-Roser, et la tête à 1 pouce au moins en arrière de cette ligne. De plus, cette dernière n'est séparée du bord postérieur de l'ischion que par une petite gouttière ; elle est donc considérablement descendue. D'ailleurs, la mensuration de l'épine iliaque au sommet du grand trochanter nous donne 10 centimètres, et seulement 7 centimètres du grand trochanter à l'ischion.

Outre cette attitude et ces déformations, nous trouvons des altérations au niveau des deux hanches. A droite, au niveau du grand trochanter, la peau est amincie, luisante, violacée, ulcérée; au-dessous du grand trochanter existe un trajet fistuleux qui descend un peu sur la partie postérieure de la cuisse. Du côté gauche, la région du grand trochanter est le siège d'une sorte de bourrelet rouge, fongueux, épais, au centre duquel le grand trochanter apparaît presque à nu.

L'état d'émaciation du sujet, ses altérations pulmonaires avancées, l'énorme volume de son foie, interdisent toute intervention chirurgicale.

Obs. VI. — *Coxotuberculose du côté droit ayant duré sept ans. — Particularités curieuses de l'attitude pendant la marche.* — Claire Liv., âgée de treize ans, entre le 1er décembre 1885, salle Giraldès, n° 7.

Née de parents bien portants, cette fillette a eu des glandes au cou et des maux d'yeux. C'est à l'âge de trois ans que remontent les premiers accidents. L'enfant qui marchait déjà très bien commença à boiter, puis souffrit du genou. On la traita par des vésicatoires et des pommades, et on l'immobilisa pendant six semaines dans un appareil silicaté. Alors elle se remit à marcher, mais en boitant de plus en plus. On cessa tout traitement local, et l'on se contenta d'une médication interne. A l'âge de dix ans, la difficulté de la marche était devenue telle, que la fillette dut prendre des béquilles dont elle s'est toujours servie depuis. L'état local n'a pas changé depuis plusieurs années; les altérations ont cessé de progresser; on peut donc considérer l'enfant comme guérie, mais il reste un trouble de la marche très accentué et insolite.

État actuel. — Le membre inférieur droit est en flexion avec adduction et rotation en dedans ; l'ensellure lombaire est très marquée. Le mouvement de flexion de la hanche est assez étendu, mais l'abduction est tout à fait nulle ainsi que la rotation externe ; l'anesthésie chloroformique n'apporte aucune modification à cet état de choses.

Pendant les mouvements provoqués, on perçoit de gros craquements. Le grand trochanter est très remonté, et fait une forte saillie ; on ne peut arriver à sentir la tête fémorale dans la fosse iliaque, même en exagérant la flexion et l'adduction de la cuisse; il n'y a donc pas de luxation.

Les mouvements ne provoquent aucune espèce de douleur, non plus que la pression sur les différentes parties de la hanche.

Le raccourcissement est considérable. La mensuration pratiquée de l'épine iliaque antéro-supérieure au condyle externe du fémur, donne : à droite, 36 centimètres ; à gauche, 41 centimètres.

Il existe un amaigrissement et une atrophie très manifeste des masses musculaires du membre malade, non seulement à la fesse et à la cuisse, mais aussi à la jambe. La santé générale est excellente.

Lorsque l'enfant est debout, le pied du côté sain reposant normalement sur le sol, le pied du côté malade appuie tout à fait sur la pointe, il est vertical ou en équinisme complet; de plus, le bassin est fortement abaissé du même côté.

La fillette ne peut guère marcher qu'avec des béquilles. Quand on veut la faire marcher sans appui, l'attitude qu'elle prend est curieuse et intéressante.

L'enfant applique la pointe du membre malade sur le sol; puis le membre sain se fléchit brusquement pour se mettre de niveau avec le membre raccourci, en même temps que par une manœuvre rapide et habile, il se place en avant de lui ; il le croise par conséquent. Dans un second temps, le membre malade devenu libre, placé en arrière du précédent, exécute à son tour une manœuvre en arc de cercle, qui le transporte en avant et en dehors du membre sain. La marche n'est, en un mot, possible que par un croisement alternatif des membres, qui, au lieu de rester parallèles, sont toujours sur un plan antérieur ou postérieur, l'un par rapport à l'autre. Le lieu de croisement des membres inférieurs correspond à leur partie moyenne, environ.

Cette démarche vicieuse entraîne des attitudes anormales du tronc. Ainsi que nous l'avons dit, le bassin est abaissé du côté malade; et, par suite le tronc, pendant la station debout. Pendant la marche, au moment où le membre malade croise le membre sain, une inclinaison latérale du tronc se produit du côté opposé, pour suppléer à la rotation externe et à l'abduction qui font défaut dans la hanche atteinte.

ABCÈS FROIDS ET SUPPURATIONS

La coxotuberculose est sèche au début, et elle peut parcourir son cycle entier, sans suppuration intra ou extra-articulaire ; elle guérit alors sans épanchement et sans abcès.

La proportion des cas qui se compliquent de suppuration est impossible à donner. Elle varie selon les circonstances, selon la direction et le soin apporté au traitement, selon que le malade continue à marcher, ou bien qu'il est condamné de bonne heure au repos. Dans la pratique hospitalière, la suppuration se montre dans beaucoup plus de la moitié des cas. C'est que les enfants ne viennent réclamer des soins qu'à une période avancée, et dans un état grave; on les a laissés marcher, travailler même, quand ils boitaient déjà depuis longtemps.

La suppuration aggrave considérablement le pronostic; on peut en juger d'après une statistique de la société clinique de Londres. Parmi les malades traités par la méthode de la conservation, il y a trente-trois guérisons pour cent cas avec suppuration, soit un tiers, et soixante-neuf guérisons pour cent cas non suppurés, soit plus des deux tiers.

Les abcès ne sont pas une complication du début; je n'en ai jamais rencontré dans les cinq premiers mois. Ils apparaissent dans le cours de la deuxième période, après le sixième mois, surtout vers le dixième et le quinzième mois, quelquefois beaucoup plus tard.

J'insiste sur cette époque tardive de la suppuration, afin de bien faire ressortir, une fois de plus, qu'il n'y a nulle analogie entre la coxotuberculose et les suppurations promptes qu'on a décrites dans la coxalgie, telle que la comprennent les auteurs.

Origines et mécanisme de la suppuration. — La suppuration est intra ou extra-articulaire; mais il est nécessaire de s'entendre tout d'abord sur ce qu'il faut appeler suppuration dans l'article. Sans nul doute, il serait difficile de concevoir des altérations destructives aussi étendues que celles de la troisième période, sans un épanchement de liquide, de pus, dans la cavité articulaire. Toutefois, cette suppuration ne revêt pas les mêmes caractères, n'a pas la même origine, la même physiologie pathogénique que dans l'arthrite aiguë suppurée franche, l'arthrite traumatique par exemple. Dans la coxotuberculose, le liquide puriforme résulte le plus ordinairement de la régression, de la fonte des tubercules compris dans l'épaisseur des fongosités. Ce n'est plus la suppuration irritative ordinaire, précédée d'une réaction violente avec des douleurs excessives, un état général grave, une fièvre ardente au début. Les phénomènes se passent sans bruit, prennent une marche torpide, et, d'habitude, la suppuration ne peut être reconnue que quand elle a fait irruption au dehors de la jointure, sous forme d'abcès périphérique.

Ainsi, la suppuration articulaire, comme celle de l'extérieur de la jointure, a son origine dans l'un des modes d'évolution des foyers tuberculeux. Un groupe de granulations subit la dégénérescence granulo-graisseuse à son centre; il se ramollit, se transforme en une masse caséeuse, puis liquide. Mais en même temps à la périphérie les tissus adjacents s'infiltrent de tubercules, l'infection s'étend, le processus destructeur progresse ; la collection s'entoure d'une membrane qui correspond à la zone d'envahissement. C'est dans cette membrane tuberculogène que se passent les phénomènes essentiels; elle devient l'organe actif de l'abcès froid. D'une part, l'accroissement se fait de proche en proche par un envahissement continu de la surface externe de la poche; d'autre part, dans l'épaisseur de la paroi, et de plus en plus, à mesure qu'on se rapproche de sa face interne, les éléments tuberculeux évoluent vers le ramollissement; les produits de cette nécrobiose sont versés dans la cavité. Tels sont, en résumé, les origines et le mode d'agrandissement de la paroi, la raison d'être du contenu. On doit en retenir que l'abcès froid, quel que soit son âge, a pris naissance dans un foyer tuberculeux, synovial, osseux ou ganglionnaire.

Origine et variétés anatomiques des abcès froids. — L'origine des abcès froids se trouve dans la synoviale fongueuse, dans les foyers osseux, dans les ganglions lymphatiques. Selon leur point de départ, ils sont dès le principe, en communication avec la jointure, ou indépendants d'elle, quoique pouvant communiquer plus tard.

1° *Origine synoviale.* — Tous les points de cette membrane et de la capsule qui est d'habitude plus ou moins transformée comme elle en tissu fongueux, peuvent être le point de départ de l'abcès. Il suffit pour cela que des amas de fongosités soient le siège d'une transformation caséeuse à leur centre ; dès lors le petit abcès est formé, et il peut évoluer dans deux sens : ou bien il se développe du côté de la cavité articulaire, ou il prend son accroissement dans une autre direction.

Dans le premier cas, une ulcération se produit dans la synoviale, et l'abcès communique plus ou moins largement avec l'article. Quelquefois, l'orifice de communication est placé sur le point de réflexion de la synoviale, de telle façon que le point d'origine de l'abcès est aussi bien osseux que synovial.

Dans une seconde forme, l'abcès provient comme précédemment de la synoviale, mais il évolue sans entrer en relation avec la cavité articulaire. Né de la surface externe de cette membrane, des végétations fongueuses qui s'y sont produites en couches plus ou moins épaisses, il s'accroît du côté de la périphérie à travers les espaces celluleux ou les muscles ; il peut rester toujours indépendant de la cavité articulaire, ou communiquer ultérieurement avec elle.

2° *Origine osseuse.* — L'abcès peut être d'origine exclusivement osseuse, et naître en dehors de la jointure. Un foyer tuberculeux intra-osseux gagne la surface de l'os, en dehors de la synoviale fongueuse ; il est le point de départ d'un abcès qui évoluera plus ou moins loin de l'articulation. On comprend aisément que le foyer originel, c'est-à-dire osseux, puisse aussi dès l'abord, ou consécutivement, s'ouvrir par une ouverture propre dans l'articulation ; l'abcès devient alors communiquant, par l'intermédiaire d'un trajet intra-osseux.

D'après beaucoup d'auteurs, il existerait assez fréquemment

des abcès froids indépendants de la synoviale et des os. Cette assertion, exacte en elle-même, demande une interprétation. Sans aucun doute, on rencontre quelquefois de ces collections qui paraissent entièrement isolées ; mais déjà sur ce point les renseignements cliniques sont insuffisants, attendu qu'une communication étroite avec la jointure, et surtout qu'un point d'attache minime à la synoviale, échappent très facilement. En second lieu, l'abcès a pu naître primitivement de la synoviale ou d'un os, et s'en être séparé consécutivement, par un mécanisme que j'ai observé plusieurs fois ; il ne reste plus que quelques liens fibreux ou celluleux, établissant un rapport entre l'abcès et le point d'origine. L'existence d'abcès froids primitivement indépendants est donc hypothétique, et elle ne pourrait, en tout cas, recevoir d'autre explication que celle tirée de l'apparition primitive de foyers tuberculeux isolés, dans les parties molles péri-articulaires loin de la jointure.

Abcès ganglionnaires. — Enfin, les ganglions voisins peuvent être le siège exclusif des abcès tuberculeux. Ceux-ci sont alors inclus dans la capsule ganglionnaire ; mais au bout d'un temps quelconque, ils progressent vers la périphérie du ganglion et deviennent extra-ganglionnaires. Peut-il survenir une adénite aiguë, simplement irritative, non tuberculeuse ? On ne peut le nier sans doute. Pourtant, il est beaucoup plus fréquent qu'une lésion tuberculeuse irritée s'échauffe, et soit le point de départ d'un véritable abcès phlegmoneux.

Variétés de siège. — Les abcès froids, dont on vient de voir l'origine, peuvent se développer dans différentes directions. Le siège qu'ils occupent alors permet d'en distinguer trois grandes variétés : *abcès cruraux, abcès fessiers, abcès pelviens.*

1° *Abcès cruraux.* — Ils forment deux groupes : le premier comprend les abcès exclusivement cruraux et descendants : abcès antérieurs dans la gaine des vaisseaux, ou à côté d'elle ; abcès externes sous le *fascia lata,* en dehors du droit antérieur ; abcès internes dans les muscles adducteurs vers le trou ovale, vers le pubis. Ces abcès, nés en général à la face antérieure et interne de l'articulation, se développent plus ou moins dans la cuisse ; ils descendent quelquefois jusqu'au genou.

Le second groupe renferme comme le précédent des abcès nés dans la cuisse, mais qui ne restent cruraux qu'un temps ; ils se développent assez rapidement, du côté du bassin ou de la fesse ; ils sont ascendants ou récurrents (Bouvier), avec plusieurs variétés : *a*) abcès cruraux antérieurs, qui suivent le trajet des vaisseaux fémoraux et iliaques ; *b*) abcès qui remontent dans l'épaisseur du psoas ; *c*) abcès à triple poche crurale, pelvienne et pariétale (paroi abdominale antérieure) ; *d*) abcès cruraux externes et pelviens ; *e*) abcès fessiers devenus pelviens par l'échancrure sciatique ; *f*) abcès nés dans la fosse iliaque externe, et se développant dans les deux fosses iliaques interne et externe ; *g*) abcès cruraux internes passant dans le bassin par le trou ovale (Gibert).

2° *Abcès fessiers.* — Ils naissent, d'habitude, à la face postérieure de l'articulation, et peuvent rester exclusivement fessiers ; mais souvent ils sortent de la région pour devenir, tantôt descendants ou cruraux-fessiers postérieurs, tantôt cruraux-fessiers internes ou externes, en contournant le col fémoral en dedans ou en dehors, tantôt ascendants et remontant vers le tronc, tantôt enfin pelviens, fessiers-pelviens, par les échancrures sciatiques ou à travers une perforation du bassin.

3° *Abcès pelviens.* — Ils demeurent parfois exclusivement pelviens ; après avoir pris naissance sur la face postérieure ou iliaque du cotyle, ils ne franchissent pas l'enceinte du petit bassin, et ils sont indépendants de l'articulation, ou en communication avec elle par une perforation du cotyle.

Plus fréquemment, les abcès pelviens sortent du bassin, et apparaissent dans d'autres régions en suivant divers trajets. Voici les principales directions de ces abcès : 1° trajet postérieur : l'abcès suit l'obturateur interne ou le pyramidal, sort par la grande ou par la petite échancrure sciatique, et devient fessier ; 2° trajet rétrograde : l'abcès a gagné d'abord la fosse iliaque interne, puis descend dans la cuisse ; il est crural-pelvien ; 3° trajet antérieur : l'abcès traverse le muscle obturateur et devient crural interne ; 4° trajet interne : tantôt l'abcès traverse le muscle obturateur interne en haut, au-dessus du releveur de l'anus ; il est alors sous-péritonéal, la paroi peut infecter le péritoine par propagation tuberculeuse de proche en proche. L'abcès qui occupe ce dernier siège peut s'ouvrir : *a*) dans la cavité péritonéale (Martin et Collineau); *b*) dans le rectum ; *c*) dans l'urèthre (Marjolin); *d*) dans la vessie ; *e*) dans le vagin ; *f*) à la marge de l'anus, après avoir côtoyé la paroi rectale. Tantôt l'abcès ulcère l'obturateur au-dessous du muscle releveur de l'anus, gagne le creux ischio-rectal, et apparaît au périnée ; d'autres fois encore, il fait saillie du côté du vagin. Dans un cas, l'artère honteuse interne ulcérée a fourni une hémorrhagie abondante.

On voit, d'après cette énumération rapide, que ce ne sont pas les dispositions des plans anatomiques qui guident la marche des abcès, mais bien l'évolution de la paroi, avec ses mille accidents indépendants de toute règle : de là, des variétés infinies.

Signes et diagnostic des abcès froids. — L'évolution des abcès froids est lente, obscure, insidieuse, et si parfois leur apparition coïncide avec une poussée subaiguë du côté de l'articulation, le plus souvent ils se forment sans aucun trouble local appréciable, et sans réaction générale. On était resté quelque temps sans examiner le malade ; on découvre, à la première exploration, soit un abcès tout formé, soit une région d'empâtement qui correspond à des fongosités en voie de transformation caséeuse. Une fois constitué, l'abcès augmente lentement ou par poussées, avec des temps d'arrêt, de régression même. Parfois il diminue de volume ; il disparaît, soit qu'il change de siège, soit qu'il se résorbe complètement et d'une manière définitive. Le plus souvent ces abcès augmentent progressivement de volume et d'étendue, suivant les directions très diverses que nous avons indiquées, et ils deviennent tout à fait superficiels. La température de la région de l'abcès est accrue de quelques dixièmes à un degré.

Les abcès froids sont faciles à reconnaître lorsqu'ils ont ac-

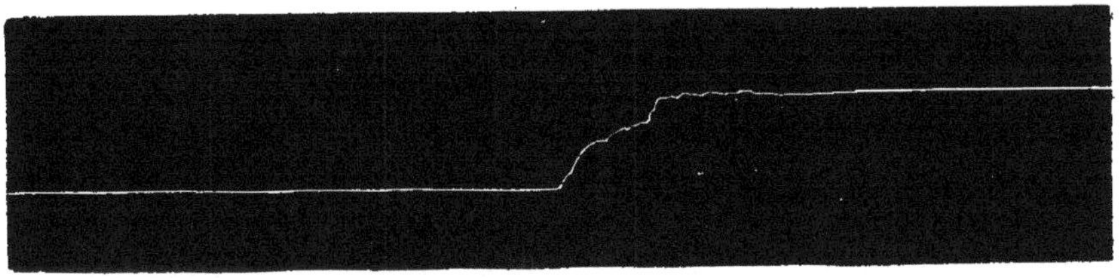

Fig. 28. — Tension d'un abcès symptomatique de coxotuberculose. L'élévation du tracé correspond à une colonne de 1 centimètre et demi de mercure, à l'hémodynamomètre de Ludwig.

quis certaines dimensions. La déformation de la région appelle l'attention sur eux, et ils présentent une fluctuation franche qui ne saurait tromper. Dans les poches en bissac, la réductibilité pourrait masquer ce dernier signe, mais il suffit d'être pré-

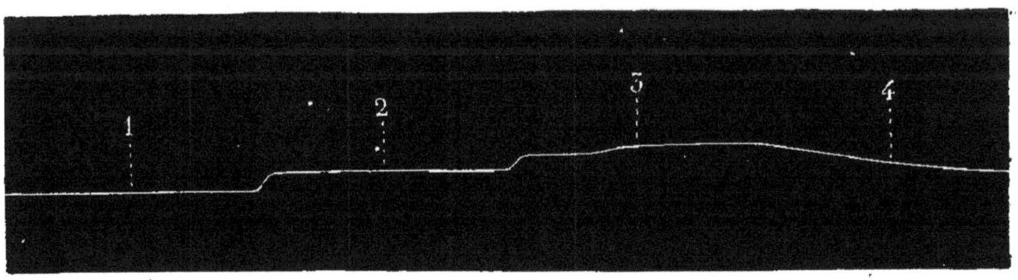

Fig. 29. — Influence de la méthode de l'extension continue sur la tension d'un abcès symptomatique de coxotuberculose. — (1, tracé avant la ponction ; 2, tension de l'abcès ; 3, tension après application sur le membre d'une traction de 3 kilogrammes ; 4, cessation de la traction.)

venu. Au début, la présence de l'abcès peut échapper, et on hésite justement entre un amas de fongosités et un abcès profondément placé et de petit volume. Mais le doute ne subsiste pas longtemps, car l'évolution de ces fongosités aboutit à l'abcès, ou à une résorption interstitielle. Dans l'un et l'autre cas, l'existence de la coxotuberculose indique la nature du travail qui s'est produit. Au surplus, à partir du septième ou du huitième mois de la maladie, l'attention doit toujours être en garde contre la possibilité de cette complication, et l'exploration à époques rapprochées de la cuisse, de la fesse, de la fosse iliaque, ne doit pas être négligée. Le toucher rectal lui-même est indiqué, pour lever toute incertitude sur la présence d'un abcès pelvien.

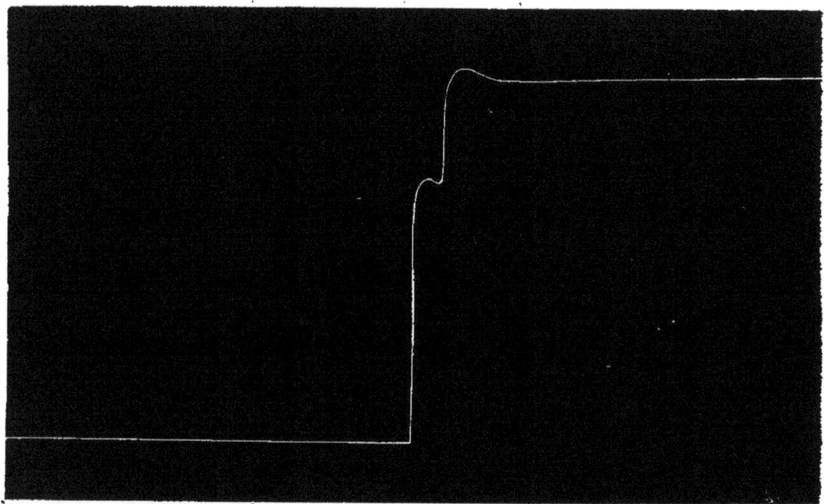

Fig. — 30. Tension d'un abcès symptomatique, dix minutes après une injection d'éther iodoformé : 8 centimètres de hauteur de la colonne de mercure.

Il était intéressant de rechercher le degré de tension existant dans les abcès froids symptomatiques de la coxotuberculose, et de connaître en même temps les modifications éprouvées par cette tension lorsqu'on soumet le membre à l'action de l'extension continue [1]. Tel a été le but d'un ensemble de recherches dont voici les résultats : 1° la tension chez sept sujets différents, ayant varié entre 12 et 22 millimètres de mercure, s'élève en moyenne à 17 millimètres ; 2° lorsqu'on vient à exer-

1. Kœnig, Ranke et Reyher avaient fait des recherches sur la tension d'une cavité articulaire, vide et renfermant du liquide, mais on n'avait pas encore expérimenté dans ce sens sur les abcès froids. Pour plus amples détails, voir ma communication à la Société de chirurgie du 30 décembre 1885.

cer sur le membre une traction continue avec des poids de 3 kilogrammes, la tension s'élève depuis 0 jusqu'à 3 millimètres suivant les cas, ce qui revient à dire que la méthode de la traction par les poids exerce sur les abcès froids symptomatiques une compression continue, dont les effets longtemps prolongés constituent une condition favorable pour la résorption de ces abcès.

Lorsqu'on traite les abcès froids par une injection d'éther iodoformé, la tension normale s'élève considérablement, et dix minutes après l'injection elle a atteint dans un cas 5 centimètres, et dans un autre 8 centimètres. Cette élévation cesse naturellement, à mesure que les vapeurs d'éther sont résorbées. Il n'y a pas lieu d'être étonné de cette tension relativement grande des abcès symptomatiques, à peu près égale d'ailleurs à la tension veineuse; les causes en résident dans l'abondance des vaisseaux artériels qui rampent dans la paroi de ces abcès, et dans la résistance qu'offrent les tissus périphériques, y compris les muscles, à la poussée des abcès vers l'extérieur.

L'élévation de la tension par le fait de la traction exercée sur le membre, provient de la compression effectuée sur la poche par les tissus et les organes soumis à l'extension, c'est-à-dire placés dans l'allongement.

Terminaisons. — Il n'est pas rare de voir les abcès se résorber même quand ils ont acquis un certain volume. Très généralement néanmoins, ils finissent après un temps plus ou moins long par s'ouvrir à l'extérieur, du côté de la peau ou dans les viscères creux de l'abdomen. Je n'ajouterai rien à ce qui a été dit de l'issue du contenu dans les viscères. Mais l'ouverture à la peau mérite d'attirer un instant l'attention. Quand la collection est devenue sous-cutanée, la membrane tuberculogène envahit à son tour la peau elle-même, l'ulcère en se substituant à elle, et finalement la perfore. La fonte tuberculeuse de la peau peut continuer après l'ouverture; une fistule d'abord étroite se transforme en une large ouverture, à travers laquelle il n'est pas rare de voir les fongosités venir faire saillie.

L'abcès étant vidé, la poche se rétracte et se comble de fongosités, mais elle tarde en général longtemps, indéfiniment même, à se cicatriser; il reste une fistule.

Fistules. — Les orifices des fistules tantôt étroits, tantôt largement ouverts, peuvent exister indifféremment sur divers points, et plus ou moins loin de l'articulation; ils ont néanmoins des sièges d'élection. Dans la région crurale, on les trouve : en dehors, au-dessous du grand trochanter; en avant, plus ou moins bas; en dedans, vers le sillon cruro-scrotal ou au-dessous de lui. A la fesse, ils siègent derrière le grand trochanter, ou plus haut au niveau de la grande échancrure sciatique. Les fistules d'origine pelvienne s'ouvrent au pli de l'aine, sur la paroi abdominale, au périnée, sur la marge de l'anus, et accidentellement au niveau de l'épine iliaque antéro-supérieure, comme j'en ai observé un exemple.

Quand l'abcès est ouvert depuis un certain temps, et que la rétraction de la paroi a effacé la plus grande partie de la cavité, la fistule ne laisse plus écouler qu'un liquide séro-purulent, peu abondant. Il semble que la source va se tarir; l'orifice même parfois se ferme, se cicatrise plus ou moins complètement. Mais bientôt le pus s'accumule dans le trajet, et l'ouverture ne tarde pas à se rétablir sur le même point, ou à côté. Lorsque l'écoulement est mal assuré, il se forme des prolongements, des culs-de-sac, des clapiers purulents dont la surface sécrétante augmente la suppuration. Celle-ci continue à se faire indéfiniment, et cela pour deux raisons : en premier lieu, parce que la lésion d'origine osseuse ou articulaire est en général extrêmement lente à se cicatriser; secondement, parce que, en dehors de ce point de départ, la membrane elle-même, formée de tissus tuberculeux, ne fait aucun effort vers la cicatrisation.

Importe-t-il d'explorer ces fistules pour être renseigné sur leur origine et leur étendue ? C'est rarement utile. On comprend d'abord que, même faite avec de grandes précautions, cette recherche ne soit pas toujours inoffensive.

En second lieu, ce qui doit détourner du cathétérisme, c'est le peu de renseignements qu'on en retire ; car l'instrument est presque toujours arrêté avant qu'on ait atteint la lésion profonde ; ces fistules, en effet, sont habituellement sinueuses, irrégulières, impraticables à une sonde droite et rigide.

En terminant cet exposé, je rappellerai un signe donné par Barwell pour distinguer les fistules d'origine pelvienne. Si on invite le malade à faire des efforts abdominaux, comme celui de la miction, un flot de liquide s'échappe de la fistule, sous l'influence de la compression exercée sur la poche de l'abcès par les viscères. J'ai eu l'occasion de vérifier dans un cas l'exactitude de l'observation de Barwell.

DIAGNOSTIC

Si l'on veut bien se rappeler l'irrégularité avec laquelle apparaissent les premiers symptômes, les oscillations, les intermittences qu'ils présentent, on comprendra les hésitations, les difficultés, les erreurs fréquentes d'un diagnostic à porter tout à fait au début. Aucun des signes dont nous avons fait l'analyse, n'a une valeur grande, s'il est isolé ; leur groupement en un ensemble laisse lui-même à désirer, s'il n'est complété par les résultats de l'exploration directe, méthodique et raisonnée. C'est seulement alors que le diagnostic prend une forme positive.

L'erreur la plus commune consiste à méconnaître une coxotuberculose existante. On croit avoir affaire à une affection du genou, à une névralgie, à des douleurs de croissance. Par cette dernière expression, les gens du monde entendent un fait régulier, presque physiologique et sans importance ; de là une source de fautes incessantes. Normalement, en effet, le squelette, comme le reste de l'organisme, grandit sans douleur, sans trouble apparent d'aucune sorte. Si donc un enfant, un adolescent déclare souffrir dans la région de la hanche, on ne doit jamais accepter l'expression par laquelle le fait est caractérisé, que sous bénéfice d'inventaire ; sans cela, on est conduit à laisser progresser une affection qu'on aurait souvent pu enrayer, et quand le diagnostic finit par s'imposer, les lésions sont trop graves pour guérir sans traces persistantes. Procéder à l'examen de la hanche est donc un précepte de rigueur.

Un premier examen même ne met pas toujours à l'abri de l'erreur. Si, en effet, l'affection se trouve dans l'une de ces périodes d'accalmie qui sont si communes au début, on ne recueille pas de renseignements concluants. On doit alors garder une prudente réserve, et s'en remettre à une seconde exploration, dès que les troubles fonctionnels suspects se reproduisent.

Chez les plus jeunes enfants qui n'ont pas encore marché, le diagnostic présente une difficulté particulière. Il n'y a pas à interroger chez eux le mode de progression, et de plus, le petit patient ne révèle sa douleur par aucun signe spécial. Il est, à cet égard, un genre d'exploration qui se trouve indiqué dans tous les auteurs, et qu'il est bon de connaître. En tenant le petit sujet suspendu, au-dessous des aisselles, en excitant les membres inférieurs, on voit le membre sain répondre par des mouvements réflexes, par une véritable agitation, tandis que le membre malade reste dans une immobilité relative. Pareillement, quand l'enfant est couché à plat sur son lit, sous l'influence des mêmes excitations, le membre sain s'agite, tandis que le membre malade se meut lentement, exécute avec la partie inférieure du tronc de petites contorsions, que l'on a comparées à une sorte de reptation.

Sans doute les renseignements précédents sont instructifs, mais ils n'ont pas de signification positive, et l'exploration de la hanche fournit des indications plus exactes. La diminution d'étendue des mouvements doit être recherchée en premier lieu, et il convient de rappeler que c'est le mouvement combiné d'abduction et de rotation en dehors avec flexion qui, d'habitude, est le plus limité. On sent alors la résistance des adducteurs. De plus, par des pressions directes et répétées aux lieux d'élection, on s'efforcera de distinguer, au milieu des résistances de l'enfant, et quelquefois de ses cris, les caractères de la douleur provoquée ; ce discernement est possible, quoique malaisé, surtout en répétant les explorations. Lorsque surviendra l'âge des premiers essais de la marche, on constatera un retard manifeste, des difficultés dans la station et la progression, par suite de l'attitude du membre atteint, qui sera celle d'abduction ou d'allongement.

Chez les enfants qui commencent à marcher, comme chez des sujets plus âgés, d'ailleurs, un certain nombre d'affections qui retardent les débuts de la marche ou qui la rendent défectueuse, peuvent être confondues avec la coxotuberculose. Ce sont : la luxation congénitale, la paralysie infantile, le rachitisme, la paralysie pseudo-hypertrophique, et enfin certaines arthropathies de la hanche. Passons-les sommairement en revue.

Dans la *luxation congénitale,* la douleur manque. Nulle part la pression ne met en éveil une sensibilité pathologique de la jointure. Un certain nombre de mouvements sont limités, il est vrai, mais d'autres sont beaucoup plus étendus. Enfin, dans la luxation complète, la tête apparaît anormalement dans une région voisine, le plus souvent dans la fosse iliaque. La luxation congénitale est fréquemment bilatérale ; de plus, les membres luxés paraissent raccourcis : leur longueur n'est pas proportionnée à celle du tronc et des bras, qui paraissent trop longs. Le malade ne marche pas avec la même précaution que le coxotuberculeux ; la cuisse ne se meut pas tout d'une pièce avec le bassin ; au contraire, elle s'étend et se fléchit avec ampleur. Au temps d'appui le membre paraît s'enfoncer dans le bassin. La démarche enfin se fait avec un dandinement particulier, qui ne rappelle en rien la claudication tuberculeuse. En un mot, le tableau de la luxation congénitale n'a aucune ressemblance avec celui de la coxotuberculose. Le seul fait commun est une difficulté de la marche ; mais un examen, même superficiel, fait éviter l'erreur. Toutefois on doit se rappeler que les individus atteints de luxation congénitale sont plus exposés à des manifestations rhumatismales, traumatiques ou autres, du côté de la jointure mal conformée ; ils ressentent des douleurs, des troubles fonctionnels qui pourraient en imposer alors ; mais il suffit de remonter dans le passé du sujet, et d'établir que la marche n'a jamais été satisfaisante, pour écarter définitivement toute pensée de tuberculose. Lorsque la tuberculose se développe dans une jointure atteinte de malformation, et j'en ai vu deux exemples, il se produit promptement une contracture douloureuse et une fixité des membres qui donnent vite l'éveil; toute la série morbide se présente d'ailleurs, comme dans les cas ordinaires.

Dans ces dernières années, Verneuil a appelé l'attention des cliniciens sur un état morbide qu'il a désigné sous le nom de *contracture des adducteurs*, que je n'ai jamais rencontrée chez les enfants ; il relève de l'hystérie d'habitude ; je crois aussi qu'un certain nombre de ces cas pourraient être rapportés à des luxations congénitales incomplètes, ou à des malformations sans déplacement, avec altérations des surfaces. L'attitude n'est nullement comparable à celle de la coxotuberculose.

La *paralysie infantile* s'accompagne de troubles moteurs qui ne peuvent pas prêter à la confusion. Outre qu'il est rare de la voir limitée aux muscles de la hanche, elle laisse l'articulation entièrement libre au moins pendant une longue période de temps, et cela suffit pour le diagnostic.

De même, pour la *paralysie pseudo-hypertrophique;* l'examen de la jointure qui est libre, joint à l'apparence du membre, éloigne tout danger de méprise.

Une *arthrite quelconque, traumatique, rhumatismale, blennorrhagique*, etc., peut parfois se présenter avec les allures ordinaires de l'affection tuberculeuse. Les caractères distinctifs de ces variétés étiologiques d'arthrite sont nombreux. Ils s'établissent pour chacune d'elles par la marche, par l'état général de la santé, par certaines indications tirées des antécédents. Un examen circonstancié de tous ces éléments permettra, le plus souvent, de ne pas confondre l'arthrite tuberculeuse avec l'arthrite traumatique simple, avec les diverses arthrites rhumatismale, infectieuse, blennorrhagique, pyohémique, typhoïdique, etc., ni même avec certains cas exceptionnels, comme l'arthrite paludique, signalée par Gibney.

Le début du *rachitisme* rappelle, par certains caractères, celui de la tuberculose. L'enfant devient paresseux, refuse de marcher; il garde volontiers le lit; il se plaint enfin de douleurs dans les membres. Mais on n'observe pas dans le rachitisme la claudication unilatérale caractéristique d'une affection de la hanche. S'il y a de la douleur, elle est plus vive, plus superficielle; elle n'a pas les mêmes localisations, elle est répandue sur différents points du membre. Enfin, il y a dans le rachitisme des troubles gastro-intestinaux, des phénomènes nerveux particuliers, qui ne s'observent pas dans la coxotuberculose. Si, du reste, la question du diagnostic entre ces deux affections peut se poser au début, lorsque l'une et l'autre affection manquent encore de phénomènes frappants, un peu plus tard, quand apparaissent le chapelet costal, les nouures articulaires, toute incertitude cesse. Au surplus, l'examen direct de la hanche suffira toujours pour faire le diagnostic, même au début.

Dans la seconde phase de la coxotuberculose, le diagnostic s'impose. Il suffit de voir le malade couché sur son lit, avec son attitude vicieuse spéciale, de le voir marcher, la cuisse fixée, soudée au bassin, d'explorer rapidement les phénomènes douloureux: le diagnostic est écrit sur le sujet. La présence d'abcès, de fistules, ne fait que révéler le degré avancé de l'affection.

Les maladies dont les manifestations se rapprochent le plus, à cette période de la coxotuberculose, sont: la sacro-coxalgie, les lésions tuberculeuses du fémur et de l'os iliaque, les affections de la hanche autres que la coxalgie, synovite rhumatismale, blennorrhagique, etc.; enfin la coxalgie hystérique.

La *sacro-coxalgie* occasionne parfois des troubles douloureux et fonctionnels qui simulent, à s'y méprendre, l'affection tuberculeuse de la hanche. La douleur se retrouve avec des caractères analogues, occupant le genou, la hanche; l'attitude peut être la même, la claudication pareille. Mais l'examen direct est démonstratif. Ici, ce n'est plus autour de la hanche qu'on trouve les points douloureux par la compression; c'est en arrière, au niveau de la symphyse sacro-iliaque, sur les reliefs osseux péri-articulaires. Là aussi on voit, on sent un certain degré de gonflement, d'empâtement de voisinage. Les abcès se forment en arrière, dans la région fessière ou dans la cavité pelvienne; le toucher rectal montre que le sacrum est douloureux; enfin, si l'on endort le malade, on constate l'intégrité des surfaces coxo-fémorales. Les difficultés du diagnostic ne sont donc pas sérieuses, et il ne doit pas rester incertain.

Il n'en est plus de même pour les lésions tuberculeuses développées autour de la hanche, sur le fémur ou sur l'os iliaque. Ici, les points douloureux sont parfois ressemblants; l'attitude est la même; de plus, il se forme des abcès froids péri-articulaires; Marjolin, Hervez de Chégoin ont vu, et j'ai rencontré moi-même de ces ostéites du grand trochanter, de l'os iliaque, qui simulaient l'arthrite, à s'y méprendre. Les notions les plus précises dans ces cas difficiles sont encore fournies par l'examen direct. En cherchant la douleur, en palpant la région, on arrive parfois à limiter la partie malade. Mais il faut reconnaître qu'il s'agit d'une région profonde que l'exploration manuelle ne peut atteindre que d'une manière très imparfaite, de telle sorte que l'hésitation est autorisée. Le chloroforme devient alors le moyen le plus sûr de lever les doutes, en révélant l'état d'intégrité de l'articulation dans ces faits obscurs.

Une *adénite* inguinale, inflammatoire ou tuberculeuse peut donner lieu momentanément à des contractures, à une certaine claudication; mais le siège primitif du mal, la localisation de tous les phénomènes, suffisent pour éviter toute erreur.

Il est à peine utile de parler du *cancer* primitif de la hanche, affection très rare dans cette région, et dont on ne cite que quelques cas, ceux de Burns, de Behrend, etc. Dans ces faits, il n'y a vraiment rien qui rappelle l'ensemble des phénomènes du début de la coxotuberculose.

Les synovites et les arthrites de la hanche qui ne sont pas de nature tuberculeuse se distinguent en général avec assez de facilité, et parmi elles je place les arthrites rhumatismale, blennorhagique, les arthrites consécutives à l'ostéomyélite du fémur ou de l'os iliaque.

D'abord, lorsqu'on reconnaît un début aigu, fébrile, avec un état général plus ou moins grave, des phénomènes douloureux intenses, l'idée de coxotuberculose doit être écartée : car celle-ci n'affecte jamais, au début, ces allures aiguës; elle a une marche essentiellement chronique, sans réaction fébrile autre que celle qui est liée à des incidents spéciaux de l'évolution. Mais il peut arriver qu'on soit appelé à envisager le cas d'une affection déjà ancienne, avec des douleurs, des déformations, des troubles fonctionnels formant à cette époque un tableau comparable à celui de la coxotuberculose. Le retour aux commémoratifs, au mode de début, à la marche, est ici nécessaire; il donne des indications positives, et l'examen local lui-même révèle, d'habitude, des différences notables.

Enfin, une affection d'un autre ordre mérite une attention toute particulière, parce qu'elle s'accompagne dès le début d'une attitude analogue à celle de la coxotuberculose : c'est l'affection magistralement décrite par Brodie, sous le nom de *coxalgie hystérique,* et à laquelle conviendrait le nom seul de coxalgie, qui signifie douleur de la hanche. La coxalgie hystérique est une maladie féminine, surtout des femmes du monde, et des jeunes filles anémiques de la classe aisée. On la rencontre exceptionnellement chez l'homme. Charcot en observe actuellement un cas à la Salpêtrière.

Le début de cette affection est brusque, comme celui de toutes les manifestations de la grande névrose. Le membre se met subitement dans une attitude vicieuse, celle de la troisième période, c'est-à-dire en adduction et rotation en dedans, avec ou sans flexion. Le bassin est élevé, renversé en arrière; le membre paraît raccourci. Cette attitude est fixe et d'une rigidité absolue parfois; mais elle peut cesser soudainement, après avoir duré des mois, des années; elle disparaît entièrement,

8

puis reparaît. L'un des signes principaux, la douleur, revêt des caractères particuliers; elle est quelque peu diffuse, et a une tendance marquée à se localiser plutôt au-dessus qu'au-dessous du ligament de Poupart (Barwell); elle occupe parfois la partie inférieure du thorax. La malade se plaint très vivement, à la plus légère pression et même au contact; elle crie avant d'être touchée. Elle souffre moins quand on exerce une compression large et profonde. La douleur doit être rapportée à la peau, ou aux plans superficiels de la région qu'elle occupe, et non aux parties profondes.

Malgré des troubles en apparence très considérables, la nutrition du membre est intacte, il n'y a pas trace d'atrophie musculaire. Enfin, on observe encore des phénomènes vaso-moteurs variés : congestion, pâleur, refroidissement du membre ; mais il n'y a jamais d'empâtement péri-articulaire, à plus forte raison d'abcès. — Au surplus, la clef du diagnostic se trouve dans l'anesthésie chloroformique. — Dans le sommeil, la jointure présente la mobilité la plus complète, sans traces de craquements ni de frottements.

Si j'ai cru devoir insister sur ce diagnostic, c'est que cette affection comporte des indications thérapeutiques opposées à celle de la coxotuberculose. Le repos est nécessaire dans cette dernière maladie; on doit, au contraire, faire marcher les hystériques, les distraire, les soumettre à un traitement hydrothérapique, leur donner des antispasmodiques associés à une médication tonique et reconstituante.

Il reste un dernier point de vue à considérer, celui qui concerne le siège des lésions de la coxotuberculose. Le procès depuis longtemps terminé des formes étiologiques me dispense de toute discussion sur les caractères propres à chacune des variétés de la triade d'Erichsen : coxalgie séreuse ou arthritique, coxalgie fémorale, coxalgie acétabulaire. La distinction de Martin et Collineau, en coxalgie capsulaire et coxalgie osseuse, est également inadmissible, et comme la synovite tuberculeuse primitive n'est démontrée que pour les coxotuberculoses secondaires, il ne reste plus que les variétés de lésion du fémur et de l'os iliaque. Or, si l'anatomie pathologique enseigne que le fémur est le plus souvent atteint le premier, la clinique ne fournit pas, d'habitude, un ensemble de raisons suffisantes pour une affirmation catégorique. La méthode de l'exploration directe peut seule localiser le signe le plus important à cet égard : la douleur dans un point précis de l'os iliaque ou du fémur. Ce renseignement est précieux, sans doute, mais on ne saurait le considérer comme absolu que s'il se montre constant pendant un temps assez long dès le début. Quant à quelques particularités de l'attitude, et aux manifestations de la douleur spontanée, elles ne constituent, jusqu'ici du moins, que des symptômes d'une moindre valeur[1]. Le toucher rectal, qui n'est qu'un procédé de la méthode d'exploration directe, ne fournit pas des garanties plus grandes dans les phases initiales ; mais à une période avancée il pourra faire reconnaître un abcès pelvien au début, ce qui laissera présumer que les altérations de l'os iliaque sont prédominantes[2].

MARCHE — PRONOSTIC

Nous avons déjà dit que la coxotuberculose peut guérir dans la première phase. C'est même alors que la limitation des lésions, l'arrêt de leur progression et leur réparation complète s'obtiennent le plus facilement. En effet, l'existence des tubercules osseux au début se traduit surtout par un ensemble de signes, liés principalement à l'irritation inflammatoire provoquée par les mouvements articulaires, et par la compression des surfaces. Si un traitement bien ordonné intervient alors pour supprimer ces influences nocives, les phénomènes inflammatoires se cal-

1. Consulter un travail consciencieux sur ce point, *de la Coxalgie cotyloïdienne*, par Paul Dhourdin, thèse de Paris, 188 3.

2. Voir, *du Toucher rectal de la coxalgie*, par Cazin, dans le Bulletin de l'Académie de médecine, 1881.

ment, et la lésion primitive, réduite à sa plus simple expression, évolue dans la tête du fémur ou dans l'os iliaque, comme elle le fait dans les parties molles sous-cutanées, ou à la surface d'une diaphyse. Elle disparaît fréquemment en entier et sans suppuration, par un processus de régression spontanée. La tuberculose peut donc guérir, dès son début, à la hanche, comme on la voit guérir en d'autres régions. Cette heureuse terminaison n'est obtenue que lentement et par des soins prolongés.

D'autre part, si le traitement est négligé, si les malades continuent à marcher, ou bien si, toutes les précautions étant prises, la constitution du sujet n'offre pas une résistance suffisante, le mal continue son évolution aggravante.

Cependant, tant que la coxotuberculose n'a pas suppuré, on peut espérer encore une guérison complète, même sans déformation et sans ankylose. Le fait, il est vrai, est de plus en plus rare, à mesure qu'on s'éloigne de la période de début, et, dans la généralité des cas, il reste une ankylose plus ou moins complète, ou tout au moins un certain degré de roideur articulaire.

Il faut même retenir, à cet égard, un mode de guérison curieux que j'ai observé un certain nombre de fois. On traite un malade par l'extension continue dans le cours de la deuxième phase. Par l'extension, on obtient ce résultat de vaincre entièrement la contracture, et de rendre à la jointure tous ses mouvements. Or, après de longs mois de traitement, lorsque tout semble indiquer une guérison prochaine, il s'opère un mouvement de rétraction, dans la capsule probablement, qui fait perdre une grande partie des mouvements conservés jusqu'alors; et, au résumé, on n'obtient la guérison qu'au prix d'une ankylose, c'est-à-dire le membre en bonne position, mais jouissant de peu de mobilité. L'extension continue, même avec les plus fortes tractions, est souvent impuissante à lutter contre cette rétraction qui indique la guérison. Cette rétraction consécutive s'explique : elle est une condition naturelle, en quelque sorte, et inévitable du processus de réparation. Le tissu des fongosités capsulaires et synoviales se modifie peu à peu, et aboutit à la transformation fibreuse. A la mobilité antérieure succède dès lors une fixité relative. Aussi, dès que cette terminaison s'annonce, faut-il la considérer comme un résultat heureux, la respecter et ne pas chercher à lui porter obstacle par des essais de mobilisation anticipée. On pourrait réveiller

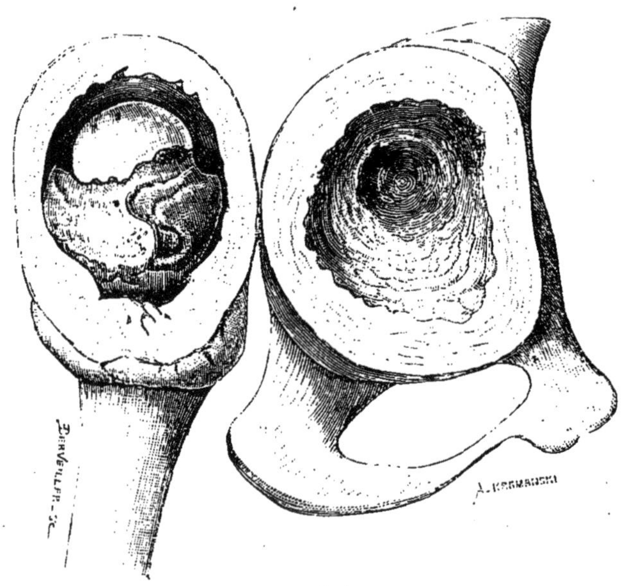

Fig. 31. — Exemple de guérison par transformation fibreuse de la capsule, de la synoviale et du cartilage du cotyle. La tête fémorale est éburnée. (Voir obs. XXX, p. 214.)

des phénomènes d'inflammation qui s'éteignent; on doit seulement chercher à lutter contre elle par une traction continue plus forte et plus efficace.

Lorsque la suppuration s'est établie, qu'un ou plusieurs abcès se sont produits autour de la hanche, et qu'il existe en même temps des déplacements osseux, la guérison spontanée est encore obtenue dans bon nombre de cas, mais les chances d'une heureuse terminaison ont beaucoup diminué. Le traitement chirurgical, ainsi qu'on le verra plus loin, prend une part assez grande dans les succès qu'on obtient.

En résumé, la coxotuberculose peut guérir spontanément : tantôt avec une conservation plus ou moins complète des mouvements, si le traitement est appliqué dès le début; tantôt avec une ankyose fibreuse ou très rarement osseuse, avec des déplacements, selon le degré d'altération des surfaces articulaires.

La mort peut être amenée directement par la coxotuberculose, mais elle ne survient alors que dans la troisième période, après le développement des abcès et leur ouverture à l'extérieur. Les statistiques données par les auteurs sont loin d'être d'accord pour fixer le degré de gravité de la coxotuberculose suppurée. La mortalité serait de 88 pour 100 d'après Good; de 65,5 pour 100, d'après la Société médicale de Londres. La statistique de Cazin annonce des résultats très différents [1]. Sur quatre-vingts cas compliqués de suppuration, Cazin compte : quarante-quatre guérisons, soit 55 pour 100; six améliorations, dix décès, et vingt non-guérisons. Ces chiffres ne sont pas concluants, pour deux motifs. On ne peut ranger parmi les résultats heureux les vingt cas de non-guérison, ni même les six améliorations. En second lieu, comme je l'ai déjà fait remarquer ailleurs, cette statistique se rapporte à des conditions particulières. En effet, l'Assistance Publique de Paris n'envoie à Berck que les coxalgies qui évoluent vers la guérison, et bon nombre de malades morts dans nos hôpitaux d'enfants ne figurent pas dans les tableaux faits à Berck.

D'ailleurs, quel que soit le chiffre exact de la mortalité, on doit considérer la suppuration comme un fait grave. Les suppurations pelviennes sont beaucoup plus redoutables que celles qui se développent dans la fesse ou dans la cuisse. Le voisinage du péritoine et des viscères abdominaux explique assez cette gravité particulière.

La mortalité générale dans la coxotuberculose à toutes les périodes, et quel que soit le mécanisme de la mort, figure aussi avec des proportions différentes selon les statistiques. Celle de

1. Bulletins et mémoires de la Société de chirurgie de Paris, 26 avril 1876.

Jacobsen (de Copenhague) porte 73 morts pour 100 (sans résection) ; celle de la Société médicale de Londres, 42,3 pour

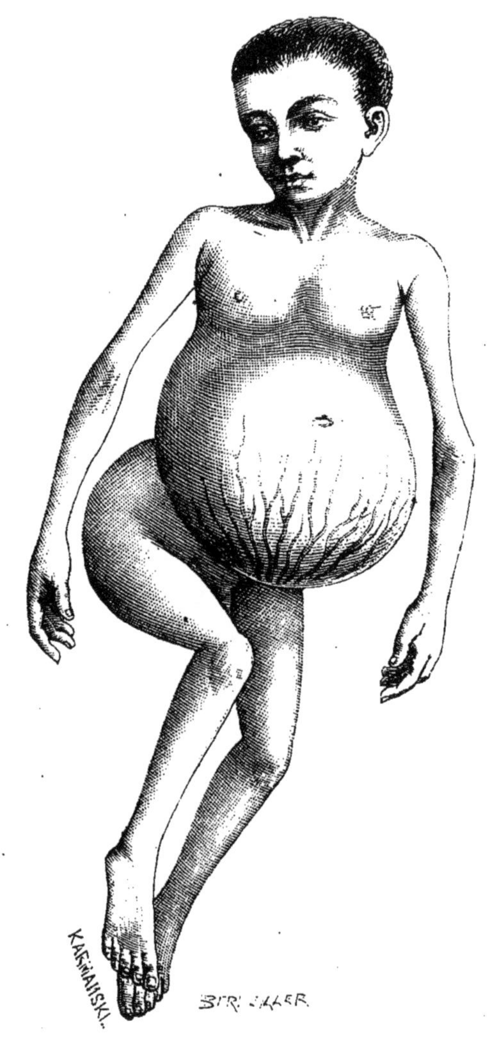

Fig. 32. — Coxotuberculose suppurée. Luxation spontanée iliaque. Foie d'un volume énorme. (Voir obs. XXIX, p. 213.)

100 ; celle de Marjolin (deux ans à l'hôpital Trousseau), 20 pour 100 ; dans cette dernière, l'observation n'a pas été suffisamment prolongée pour être comparable aux précédentes.

L'âge joue un rôle important au point de vue de la gravité.

On a dit que la coxalgie de l'enfant était plus grave que celle de l'adulte. C'est une erreur consacrée qu'il importe de dissiper. La tuberculose de la hanche est infiniment plus commune chez les enfants que les autres variétés d'arthrites, qui sont exceptionnelles. Le contraire a lieu chez l'adulte ; et bon nombre d'affections rhumatismales ou autres, appelées coxalgies, toutes curables, ont indûment allégé le pronostic de la tuberculose de l'adulte. De plus, à cet âge elle est souvent secondaire, et alors même qu'elle est primitive, elle ne tarde pas à être suivie de tuberculose pulmonaire ; ce qui est moins commun chez l'enfant.

Nélaton, Guersant, avaient déjà remarqué que la coxalgie est moins grave dans le premier âge que plus tard. Le fait est vrai, et peut s'expliquer. A cette période précoce du développement, les extrémités des os sont formées par des masses épaisses de cartilage, qui ne contiennent encore que de très petits noyaux ossifiés. Or, le cartilage résiste à l'envahissement tuberculeux ; par suite, les lésions consécutives de la synoviale sont moindres ou nulles ; la maladie peut évoluer et guérir avant d'avoir envahi l'article. De plus, dans le cours des deux premières années, les petits sujets n'auront que peu ou point marché, nouvelle condition favorable ; enfin, il semble qu'à cet âge la résistance organique soit plus grande, et que le processus de réparation ait une puissance plus rapide.

La mortalité est surtout augmentée par un certain nombre de circonstances aggravantes, telles que le mauvais état du sujet, déjà atteint par la tuberculose en quelque autre point de l'organisme, l'hérédité tuberculeuse, une hygiène défectueuse, un milieu malsain, un traitement nul ou imparfait. Toutes ces raisons montrent, au premier abord, que les statistiques dressées manquent de base, puisqu'elles ne tiennent aucun compte des conditions les plus diverses qui influent sur la marche et sur la terminaison de la maladie.

La mort survient de différentes manières. Une tuberculose

pulmonaire, une méningite tuberculeuse, un tubercule cérébral, des lésions tuberculeuses des reins, du foie, de l'intestin, du péritoine, des lésions extérieures du tissu cellulaire, des os, peuvent avoir une part plus ou moins grande, et souvent prépondérante, dans la terminaison fatale ; le malade ne meurt pas alors de la coxotuberculose, mais d'une autre manifestation tuberculeuse. Durant le cours de cette affection, il survient encore des dégénérescences graisseuses ou amyloïdes du foie, des reins, de l'intestin ; la suppuration, qui ne s'arrête pas d'ailleurs, épuise le malade, et la cachexie devient extrême ; il se fait des résorptions putrides ou purulentes. La mort apparaît dans le marasme le plus avancé.

FORMES DE LA COXOTUBERCULOSE

La tuberculose de la hanche est un type de maladie chronique : début vague et obscur, marche lente et apyrétique, sauf dans les périodes où surviennent des accidents, qui ne sont pas constants d'ailleurs ; de plus, chez les enfants du moins, elle est presque toujours la première marque de la tuberculose, et longtemps elle conserve ce caractère exclusif. Ces deux considérations permettent de la considérer comme une espèce morbide bien définie, dont le cycle est variable seulement dans sa durée. Or, ses manifestations symptomatiques ont été décrites par phases successives, dans l'ordre chronologique ; il n'y a donc pas à y revenir. Mais le tableau clinique peut être modifié et plus complexe ; de là, certaines formes insolites de l'affection. En premier lieu, une excessive lenteur, jointe à une intensité moindre des symptômes du début, constitue une forme à part, d'une obscurité excessive ; c'est là forme *lente* ou *torpide*. En second lieu, un changement dans l'attitude du membre à la première période peut encore en imposer, et créer une forme indépendante. Enfin, une troisième variété clinique provient d'un trouble dû à l'apparition de phénomènes nouveaux surajoutés et indépendants. Cette troisième forme, en décelant les changements les plus considérables dans l'expression symptomatique, imprime à l'affection une marque particulière ; c'est la *forme nerveuse de la coxotuberculose.*

1° *Forme lente, torpide.* — Les différences ne se traduisent que par une intensité moindre des symptômes, et par une longueur plus grande des périodes de rémission et d'accalmie. Ainsi le début pendant de longs jours est à peine marqué. Ce n'est que de la fatigue du membre, ou un simple trouble de la marche, qui ne mérite pas le nom de claudication, sans douleur appréciable ; trouble vague et non fixé, qui cesse pendant des semaines et même des mois. Puis il se reproduit ainsi à une ou plusieurs reprises, avec un peu de douleur ou sans elle. Les sujets n'ont pas renoncé à leur genre de vie ; s'ils sont à la campagne, le grand air, l'existence au dehors leur convient, et ils ne paraissent nullement malades ; à la ville, ils vont à l'école, sont apprentis, etc. La même remarque s'applique à la douleur. Cet état peut durer des mois, et, si mon observation ne me trompe pas, beaucoup plus longtemps encore, plusieurs années. On croit que les enfants ne sont vraiment pas malades.

La raison de cette lenteur n'est pas inexplicable ; les foyers tuberculeux étant entièrement indolents par eux-mêmes, ce n'est que la réaction provoquée autour d'eux dans la synoviale et les muscles qui en traduit l'existence. Or, si les foyers sont loin de la jointure, à la base du col, par exemple, au pourtour des bords du cotyle ; si de plus, ils restent stationnaires, ou ne prennent qu'un accroissement insensible, sans réaction articulaire, l'affection pourra rester longtemps ce qu'elle s'est montrée au début. On comprend dès lors le peu de netteté de la situation : on ne saurait avoir que des présomptions qui s'augmentent, si le sujet est de constitution débile, s'il a des antécédents de famille suspects, ou si, dans la région inguinale ou iliaque, on découvre un engorgement ganglionnaire appréciable. Mais le diagnostic devient possible, lorsque l'allure change de face et devient plus vive ; une chute, un coup, un traumatisme peuvent contribuer à ce réveil, mais ils ne sont pas nécessaires. Quoi qu'il en soit, la contracture se montre vite, et avec elle l'attitude caractéristique ; les douleurs locales s'accentuent. Dans certaines circonstances, c'est par la fièvre que s'annonce le réveil.

2° *Attitude en adduction dès le début.* — Une autre modalité locale, n'ayant aucun rapport avec la précédente, consiste dans une modification de l'attitude primordiale. D'une manière très précoce et peut-être d'emblée, le sujet place son membre dans la flexion avec *adduction* et rotation en dedans. L'opinion des auteurs sur ce point est assez unanime, et d'après eux le fait, sans être très fréquent, ne serait pas rare ; malheureusement, dans cette question d'attitude primitive, on n'a pas le plus souvent fait les distinctions nécessaires, et la confusion, résultant de l'arbitraire qui régnait à propos du mot *coxalgie* appliqué à toutes les variétés d'arthrite, s'est de même produite à l'égard de l'attitude.

On a fait des attitudes une excellente étude générale et même analytique ; mais on n'a pas suffisamment cherché les variations de ce symptôme dans chaque espèce d'arthrite ; on ne s'est pas demandé ce qu'il peut être originellement dans chacune d'elles. Or, depuis que mon attention s'est arrêtée sur ce point, je n'ai pas encore trouvé d'exception à l'attitude d'abduction au début de la coxotuberculose. Dernièrement encore, les élèves de mon service, qui sont cependant exercés, me montraient un jeune garçon atteint, d'après eux, de coxotuberculose dans une attitude nette d'adduction et de rotation en dedans. L'examen du sujet fut fait de nouveau en commun : il nous apprit que l'affection n'avait nullement procédé comme à l'ordinaire, c'est-à-dire d'une manière lente et chronique. L'invasion avait été subite, fébrile, avec des douleurs assez violentes. La fièvre avait persisté plusieurs septénaires. Quelques manifestations douloureuses s'étaient montrées ailleurs, dans l'épaule en particulier. L'enfant avait conservé de cet état l'attitude indiquée ; on reconnut de plus un souffle cardiaque. Il avait été frappé, à n'en pas douter, d'une attaque de rhumatisme mono-articulaire.

Pourtant, par exception, on observe des malades dans l'attitude d'adduction à une époque qui n'est pas très éloignée du début, à trois ou quatre mois, par exemple. Ces faits, sans démontrer absolument que cette attitude a été unique et la première en date, prêtent à penser cependant qu'il en a été probablement ainsi. On peut expliquer l'attitude d'adduction dans les phases initiales par des altérations destructives occupant la région interne du cotyle ou le fond de cette cavité. Une destruction rapide de la tête fémorale amènerait également le même résultat. Or, l'existence de foyers tuberculeux, de cavernes assez grandes dans ces régions se rencontre, et la figure 12, page 29, en est un exemple. L'attitude dans ces cas est régie par la configuration nouvelle des surfaces articulaires.

3° *Forme nerveuse de la coxotuberculose. — Coxalgie coxotuberculeuse.* — C'est là une forme rare, se montrant sous des aspects divers, d'un diagnostic absolument impossible sans l'emploi du chloroforme pour l'examen du malade.

Les auteurs n'ont rien écrit à ce sujet, et Brodie lui-même n'a pas soupçonné une alliance possible entre ces deux modalités pathologiques. Elle existe pourtant à des degrés divers, et elle prend dans la majorité des cas l'apparence la plus trompeuse. L'éréthisme nerveux, en dominant la scène dès le commencement ou plus tard, en impose au point de dissimuler les lésions les plus graves et d'en éloigner toute idée. Je me rappelle avoir vu, le 27 mai 1884, un cas type et des plus frappants avec mon collègue le docteur Gombault, qui suivait l'enfant depuis un temps assez long.

Le membre inférieur du côté affecté se trouvait chez le jeune malade dans un tel état de contracture, qu'il avait la dureté et la raideur du bois. Toutes les jointures de ce membre étaient immobilisées dans une extension absolue. De plus, il était le siège d'une hyperesthésie extrême, et telle qu'il n'y avait pas à songer à le toucher. La simple approche du sujet provoquait des cris affreux; un examen n'était possible qu'avec le secours du chloroforme. Un rendez-vous fut pris à cette intention; mais ma première impression, à laquelle s'ajoutaient d'ailleurs certains renseignements d'hérédité, fut qu'il s'agissait d'une coxalgie hystérique. L'examen avec le chloroforme nous démontra plus tard le contraire. Il est survenu dans la suite un abcès symptomatique, et je renvoie à l'observation VII, page 131, pour les détails complémentaires.

Deux points de vue se présentent à l'analyse. Un enfant, une fille le plus souvent, a dans son passé quelques antécédents nerveux; des antécédents héréditaires de même ordre ne font pas défaut. Lorsque la tuberculose éclate à la hanche, elle serait reconnaissable tout d'abord, si l'état nerveux ne lui imprimait pas une forme particulière dès le début, et si plus tard les altérations successives de la hanche ne venaient pas à leur tour produire des manifestations réflexes, qui rendront la coxotuberculose encore moins évidente. Tel est le premier point de vue, le le plus habituel et peut-être le seul légitime, car il relève des faits. Le second serait celui-ci : un jeune sujet quelconque accuse aussi depuis longtemps des manifestations nerveuses diverses; à un moment donné, il présente de la contracture de la hanche et de la claudication; il est atteint en un mot de coxalgie hystérique, de la maladie de Brodie; mais cette affection est persévérante et tenace. Or, ne pourrait-il pas se produire durant sa longue durée une tuberculose coxo-fémorale du côté affecté? La chose est possible, réelle peut-être; mais jusqu'ici non démontrée. On ne saurait, en aucun cas, établir un rapprochement entre deux affections d'un ordre nosologique tout à fait différent, l'une parasitaire, l'autre nerveuse. Nous n'envisagerons donc que la première éventualité.

Les manifestations de la tuberculose apparaissent dans le même ordre, mais leur forme varie ; leur expression est en général augmentée, aggravée, et elles sont suivies de rémissions plus complètes, plus longues même ; d'où un contraste frappant et trompeur entre la période de crise et celle de tranquillité qui la suit. Dans la phase du début, la douleur éclate plus brusquement et avec plus d'acuité. Sa forme, son siège, le degré de son intensité sont variables. Elle apparaît, non après une fatigue ou durant la marche, mais inopinément, quelquefois la nuit, réveillant les malades et leur faisant pousser des cris; elle est parfois assez aiguë pour empêcher les sujets de se tenir debout et de marcher. Ce n'est plus alors seulement une gêne fonctionnelle, mais une douleur assez vive, occupant le talon, la jambe aussi bien que le genou ou la hanche et ressentie même dans les deux membres; la douleur prend la forme d'élancements, de fourmillements pénibles; elle est exaspérée par les mouvements, par le simple contact.

La douleur coexiste habituellement avec un état de contracture plus aiguë, plus active, qui n'est nullement en rapport avec une poussée inflammatoire, et qui n'est justifiée ni par l'état de la veille ni par celui du lendemain.

La claudication pendant une crise est beaucoup plus accentuée; au début, elle a pu revêtir l'apparence ordinaire, c'est-à-dire que les malades traînent la jambe, boitent par moments; mais bientôt, et même très près du début, la douleur et la contracture paraissent associées pour amener une claudication considérable et même l'impossibilité de la marche. Pendant ces recrudescences, la contracture ne semble plus limitée au groupe des muscles pelvi-trochantériens, comme dans la coxotuberculose ordinaire. Elle s'étend aux muscles de la cuisse, de la jambe et du pied, et on peut la rencontrer, moins forte il est vrai, sur le membre inférieur sain. Il en résulte alors que le jeu de toutes les jointures du membre malade est non seulement douloureux, mais plus limité, le sujet préférant l'extension à toute autre attitude. Dans la station debout, le membre tout entier est dans une extension active, vigilante, et le pied appuie légèrement sur la pointe ; le patient fait un effort pour relever son bassin qui est abaissé ; les muscles des gouttières vertébrales sont tendus, contractés ; de là, une fatigue musculaire beaucoup plus grande qui rend la marche sautillante et très vite malaisée. Dans le décubitus horizontal, les mêmes phénomènes se produisent durant les crises ; le malade place le membre affecté dans l'extension ; il ne le déplace qu'avec le concours de l'autre membre. La pointe du pied sain s'insinue sous le talon de l'autre pied, et lève le membre comme un fardeau pour le déplacer ; cela se passe de la même manière lorsque le sujet veut s'asseoir.

Durant les crises, le membre affecté présente encore parfois de petits soubresauts, de légères secousses convulsives à oscillations limitées, et il est le siège d'une hyperesthésie insolite. Le contact ou les pressions sont douloureux sur d'autres points que la hanche, dans les sections du genou, de la jambe, du cou-de-pied. Les sujets ne veulent pas qu'on les touche, et les muscles offrent une résistance à la flexion du genou, à l'extension du pied même. Telle est la physionomie locale d'une crise assez intense. Elle peut avoir des proportions moindres, tout en conservant la même apparence insolite.

A ces crises succède une détente réelle, pendant laquelle les phénomènes de la coxotuberculose paraissent parfois moins accusés qu'auparavant ; la boiterie semble avoir disparu, ou est moins prononcée. Les douleurs sont nulles, et la durée de ces rémissions est de plusieurs mois, ou même plus longue encore, d'une ou plusieurs années. Durant ces rémissions, les parents se rassurent, et les inquiétudes des médecins eux-mêmes à l'égard des patients paraissent s'apaiser. En effet, si l'on a eu antérieurement la pensée de la coxotuberculose, l'apparition des crises sans motifs, tantôt diurnes, tantôt nocturnes, leur durée parfois éphémère, leur forme enfin tout à fait anormale, que rien ne justifie localement (car la hanche ne traduit ni gonflement ni inflammation d'aucune sorte), sont bien faits pour rapporter à une affection du système nerveux l'ensemble des phénomènes morbides qui s'offrent à l'observation dans le membre atteint.

Cette opinion encore renforcée par une amélioration souvent brusque et longtemps soutenue, s'accentue davantage par la connaissance plus ample du malade lui-même. On trouve habituellement chez les parents de l'hystérie, de la paralysie infantile, de l'alcoolisme, et chez les jeunes sujets des accidents nerveux antérieurs de formes diverses. Ce sont d'abord les troubles les plus variés des facultés affectives et intellectuelles. Les malades appartenant à cette catégorie ont été capricieux, irritables, sujets à des accès de colère parfois violents, manifestant leur joie par un débordement intempestif de rires, ou au contraire enclins à la tristesse, pleurant sans motif fondé, et sans qu'on parvienne à les consoler. On trouve encore dans le passé des jeunes malades : des crises nerveuses ou convulsives de la première enfance ; plus tard, durant les périodes menstruelles ou en dehors d'elles, des espèces d'accès avec perte de connaissance, sensation d'engourdissement dans un membre, de véritables attaques convulsives d'hystérie enfin. Deux sujets que j'ai observés, présentaient des tics douloureux de la face, et l'un d'eux avait en plus du bégaiement; un autre offrait un clignement spasmodique.

N'ayant pas vu de malades à une période plus tardive, sans qu'ils aient subi un traitement, je ne saurais dire si les déplacements osseux présentent une apparence particulière, si la contracture y prend une part plus active, si les déplacements sont plus brusques, plus subits. Je rappellerai seulement que, lorsque l'affection est parvenue à la période de l'attitude vicieuse, invétérée et permanente, la contracture peut s'étendre à tout le membre, en présentant une intensité telle, qu'on ne peut fléchir les jointures dans les paroxysmes douloureux. — Sur un des malades observés un abcès symptomatique s'est formé, occupant la région crurale antérieure.

Le *diagnostic* se base exclusivement sur les résultats fournis par l'exploration de la hanche pendant le sommeil chloroformique. Un certain nombre de signes qu'on peut appeler différentiels pourraient, par une analyse minutieuse, faire distinguer la coxotuberculose compliquée de troubles nerveux, de la coxalgie hystérique : notamment l'attitude qui est celle d'adduction avec rotation interne dans cette dernière maladie, tandis qu'elle conserve le type de l'adduction avec rotation externe dans la forme mixte. L'existence de l'atrophie musculaire, celle d'un engorgement ganglionnaire inguino-iliaque même minime, seraient encore des signes d'une certaine valeur en faveur de la coxotuberculose. Mais toutes ces considérations ne sauraient prévaloir pour fonder un diagnostic exact, et c'est à l'examen direct de la jointure sous le chloroforme qu'on doit s'adresser. Il décèlera, par la perception des craquements, les altérations des surfaces, la limitation des mouvements, signes de la coxotuberculose ; il montrera l'intégrité parfaite de l'articulation et une entière liberté de ses fonctions dans la maladie de Brodie.

J'ai eu recours à l'extension continue sur quatre malades, et chez tous sans exception cette méthode a modifié très avantageusement l'état local ; les effets ont été même très prompts, sauf sur l'un d'eux où il a fallu quinze jours pour dominer une contracture générale du membre des plus violentes, et faire cesser toute douleur, malgré l'apparition d'un abcès symptomatique. Depuis cette époque, deux ans moins deux mois se sont écoulés sans aucune crise, et l'enfant paraît aujourd'hui guéri de sa coxotuberculose.

Ces résultats assez démonstratifs permettent d'aborder la

question de savoir quelle est la part qui revient à la coxotuberculose dans les manifestations symptomatiques exceptionnelles et anormales qui surviennent dans la forme nerveuse. Nous avons montré que, dans la coxotuberculose ordinaire, il se produisait dès l'origine une contracture réflexe des groupes musculaires les plus puissants, qui entraînait à sa suite la déformation caractéristique. Cette attitude a pour conséquence directe une compression des surfaces osseuses dans une région limitée, compression qui est elle-même la source de nouveaux désordres anatomiques. Il semble dès lors légitime d'admettre que chez les sujets nerveux ou hystériques la puissance excito-motrice de la moelle étant élevée à un plus haut degré, il en résulte une contraction réflexe plus intense et moins bornée. L'accroissement de l'excitabilité du centre spinal n'indique pas, d'ailleurs, une intensité plus grande ou plus étendue de l'excitation initiale, c'est-à-dire des désordres anatomiques plus graves que dans la forme commune. Une excitation périphérique égale amènera seulement chez l'hystérique des effets différents et plus intenses, c'est-à-dire des contractions continues, des secousses réflexes, une hyperesthésie plus ou moins grande pendant le temps qu'aura duré l'excitation médullaire. En diminuant l'excitabilité périphérique, l'extension continue remplit donc une indication pathogénique importante, et on conçoit dès lors les heureux effets qui résultent de son application.

Mes observations sont au nombre de cinq ; mais je n'en puis relater que quatre, n'ayant pas pris de notes sur la première malade, une jeune Anglaise de seize ans que j'ai soignée avec le docteur Frémy pendant les années 1874 et 1875. Les autres sujets sont deux filles et deux garçons, âgés de huit ans, dix ans, douze ans et demi, dix-huit ans.

Les observations I et II ont été rédigées, la première par la mère de l'enfant, la seconde par mon collègue le docteur Joffroy, que je ne saurais assez remercier de son obligeance. Ces faits sont typiques, en ce qu'ils montrent avec évidence des avis contraires, des opinions hésitantes, en un mot, une incertitude très légitime dans le diagnostic, pendant un long intervalle. D'autre part, Joffroy avait fait voir sa malade à Charcot, et il n'est que juste de dire que l'éminent clinicien de la Salpêtrière avait douté de l'existence exclusive de la coxalgie hystérique.

Obs. VII. — Garçon âgé de onze ans. L'observation a été fournie par la mère elle-même.

« Novembre 1880; départ pour l'Afrique.

« Décembre 1880; rougeole grave compliquée de fièvre typhoïde; plaies aux genoux; jaunisse à la suite de la rougeole; longue convalescence.

« Mai 1881. — retour en France, séjour de trois mois à Marseille.

« Août 1881. — Violent coup dans l'aine. — Quelques jours après ce coup, l'enfant se plaint d'une gêne dans l'aine, et boite très légèrement, lorsque, vers le commencement de septembre, il se réveille un matin en criant et en se plaignant de l'aine; il avait la jambe relevée et ne pouvait la baisser. Le docteur O... fut appelé; il fit allonger la jambe de force, et recommanda le repos absolu au moins pendant quelque temps.

« L'enfant, n'accusant plus aucune douleur ni gêne, se portant parfaitement bien (tous les mouvements de la jambe se faisant naturellement), a été laissé libre au bout de quinze jours ou trois semaines.

« Décembre 1881. — Départ pour la Corse.

« Fin janvier 1882. — Nouvelle gêne dans l'aine et très légère boiterie; nouveau repos de trois semaines ou un mois, après lequel l'enfant paraît encore une fois entièrement rétabli pendant sept mois. Il ne lui restait rien.

« Septembre 1882. — Légère boiterie intermittente sans aucune souffrance, ni gêne, la jambe ne présentant rien d'anormal et étant aussi souple que l'autre.

« Octobre 1882. — Voyage à Marseille. La boiterie avait un peu augmenté. Consultation de MM. D... et S.... Le premier de ces messieurs ne se prononçait pas catégoriquement, mais recommandait le repos dans la crainte d'une coxalgie. Le second concluait à une affection passagère et nerveuse. L'enfant est resté allongé six semaines; après quoi ces messieurs, l'ayant vu marcher, ont jugé inutile de le tenir allongé, en raison de ce que l'on ne pouvait déterminer aucune douleur, ni par les mouvements les plus difficiles, ni même en frappant sous le talon.

« Décembre 1882. — Nouveau voyage en Corse. Depuis cette époque, la boiterie n'a cessé que par courts intervalles, mais elle était toujours sans aucune douleur. Le docteur R..., l'ayant examiné souvent à Ajaccio, ne voyait aucune gravité, et aurait considéré comme mauvais de l'arrêter.

« Mars 1883. — Retour à Versailles et commencement des consultations suivies du docteur G..., qui croyait qu'il n'y avait qu'une contracture musculaire.

« Mai 1883. — Consultation du docteur S..., concluant d'abord à une arthrite, et proposant pour s'en assurer le sommeil au chloroforme. Mais ayant ensuite examiné l'enfant plus en détail, et ayant remarqué le bégaiement et les tics nerveux, M. S... a beaucoup hésité et a parlé de chorée et de coxalgie hystérique.

« Août 1883. — Séjour à Arcachon, bains de mer. Quelques jours après le commencement du traitement, l'enfant s'est plaint d'engourdissement commençant dans la jambe saine, et se localisant dans la jambe malade. Il sentait l'engourdissement changer de place et descendre, et se rendait très bien compte de l'instant où il allait cesser; ces engourdissements étaient douloureux, et tout le temps qu'ils duraient, la jambe ne pouvait s'allonger, et les reins étaient fortement ensellés ; le meilleur moyen de les abréger était d'allonger l'enfant sur le dos. Petit à petit le corps se détendait. Après ces crises, la boiterie était presque toujours moins forte. Le docteur L..., que j'ai consulté à Arcachon, n'a vu dans ces accidents que des phénomènes nerveux, et M. G..., auquel on a écrit, a été confirmé dans son opinion.

« Cependant après le retour des bains de mer, ces engourdissements sont devenus plus fréquents et ont duré à deux reprises 24 et 30 heures. Nous étions alors en Corrèze, et les médecins que j'ai vus n'ont pu se prononcer.

« Octobre 1883. — Retour à Versailles. Le docteur G... a bien constaté alors que le mal avait augmenté, mais il croyait de plus en plus à une contracture musculaire. L'enfant ne souffrait nullement, excepté de ses engourdissements; il dormait bien, mangeait bien et était très gai; la jambe cependant se pliait mal, mais pas constamment aussi mal. Le docteur a essayé de l'électricité qui avait paru réussir admirablement après les premières séances ; en même temps il avait ordonné des bains sulfureux. Après avoir suivi ce traitement pendant deux mois sous les yeux du docteur G..., nous sommes retournés en Corrèze en décembre ; mais en août 1884, voyant que le mal augmentait toujours, nous sommes revenus à Versailles. L'enfant ne pouvait plus marcher. A la fin d'avril, il a commencé à crier la nuit, se plaignant d'engourdissements douloureux et de crampes ; il ne voulaiplus être touché, il perdait l'appétit et la gaieté, il maigrissait beaucoup.

« Le docteur D..., que nous avons consulté en arrivant, s'est prononcé pour une coxalgie, proposant un traitement de massage et des sudations que nous n'avons pas adopté.

« Au milieu de mai, première consultation du docteur Lannelongue avec le docteur G... ; tout examen fut impossible.

« 29 mai. — Seconde consultation et examen à l'aide du chloroforme. Depuis ce jour, immobilisation complète et traction, arrivée graduellement jusqu'à 5 kilogrammes. Pendant 15 jours encore après l'immobilisation, l'enfant a passé des nuits affreuses, ne jetant qu'un cri. Ensuite, elles sont devenues bien moins mauvaises, mais l'enfant continue à se plaindre de temps en temps, la nuit seulement, jusqu'au 6 août. Ce jour-là, une enflure accompagnée d'un peu de chaleur s'est manifestée sur le haut de la cuisse, elle n'était pas douloureuse au toucher; cette enflure a augmenté pendant quelques jours, puis elle a diminué successivement surtout après que le docteur O... eût exercé une compression avec une bande de flanelle.

« Le 30 janvier 1885, le docteur Lannelongue a constaté un reste de cette enflure. Elle avait complètement disparu au commencement d'avril.

« Depuis le jour où cette enflure s'est manifestée, l'enfant ne s'est jamais plaint. Il a repris son appétit, son sommeil et sa gaieté. »

Telle est l'observation que m'a fournie la mère de l'enfant, je dois la compléter sur certains points. Mon premier examen, le 27 mai 1884, fut impossible à cause de l'état de surexcitation de l'enfant. Le membre était dans une contracture absolue et dans l'extension; on n'avait pu fléchir aucune jointure, le simple contact des téguments faisait pousser des cris à l'enfant; il en était ainsi depuis quelques jours, et les secousses mêmes qu'on imprimait à son lit lui arrachaient des cris.

Le second examen eut lieu deux jours plus tard. L'enfant fut endormi par mon collègue M. G..., non sans difficulté. Néanmoins, on obtint une résolution complète : les mouvements étaient limités, l'adduction et la rotation en dedans presque impossible; l'abduction elle-même n'était pas fort étendue. Dans ces manœuvres, on produisait des craquements dus aux frottements des os. L'extension continue fut appliquée dans les jours qui suivirent cette visite. J'ai vu depuis lors l'enfant assez régulièrement, tous les deux mois environ. L'enflure dont parle la mère était un abcès symptomatique à siège crural externe ; M. G... avait manifestement senti la fluctuation à plusieurs reprises ; il avait le volume d'une pomme d'api. Un instant il fut question de l'inciser; mais comme il restait stationnaire, on renonça à ce projet; et la résolution s'est faite peu à peu dans l'espace de quelques mois : il était apparu en août 1884, et en avril 1885 il n'y en avait plus de traces. J'ai vu l'enfant pour la dernière fois le 21 janvier 1885. Tout est dans le meilleur état, il n'y a plus de sensibilité à la pression; les mouvements de la hanche ont reparu en très grande partie. Il marche vers une guérison que je crois assurée maintenant, et même assez prompte. Cet enfant est d'ailleurs à Versailles, dans les meilleures conditions hygiéniques.

Comme renseignement complémentaire, il convient d'ajouter qu'il existe dans les antécédents héréditaires du nervosisme ; la mère a de fréquentes attaques d'hystérie, et le jour où elle apprit que l'affection était de la coxotuberculose, elle eut sous nos yeux une grande attaque.

Obs. VIII. — Communiquée par le docteur Joffroy, professeur agrégé de la Faculté de médecine. — Je la cite textuellement.

Mlle A., âgée de dix-huit ans, est fille unique; son père et sa mère se portent bien, et on ne trouve dans la famille d'antécédents héréditaires d'aucune sorte.

Dès son enfance, Mlle A. a présenté des troubles nerveux et des manifestations douloureuses du côté de la hanche droite.

C'est ainsi que vers l'âge de six ans, et antérieurement aux premières manifestations douloureuses de la hanche, la malade eut une crise nerveuse avec perte de connaissance.

Puis, vers l'âge de quatorze ans, et pendant huit mois de suite à chaque période menstruelle, il se produisait une, deux ou trois crises nerveuses, survenant presque toujours la nuit et consistant dans les symptômes suivants. D'abord, il se produisait un engourdissement dans la main droite, remontant ensuite jusqu'à la face (sans aucune sensation de boule ou d'étouffement), puis la vue se troublait et la malade perdait connaissance pendant quelques minutes; revenue à elle, elle ne pouvait parler pendant quinze ou vingt minutes; souvent ensuite elle pleurait.

Ces crises ne s'accompagnaient pas d'incontinence d'urine, mais étaient suivies d'une émission d'urine claire et abondante. Depuis trois ans ces crises n'ont pas reparu.

Nous venons de voir les troubles nerveux. C'est également à l'âge de six ans que débutent les manifestations douloureuses par une douleur à la hanche droite, qui disparut après une durée d'un mois.

A huit ans, la douleur reparaît au même endroit et nécessite un séjour au lit d'un mois. Toutefois la malade pouvait marcher sans béquilles ni canne. Depuis cette époque, elle conserve une certaine raideur de l'articulation, mais sans aucun phénomène douloureux.

A onze ans, crise analogue à la précédente; la malade reste alitée pendant quatre ou cinq semaines; après quoi, la douleur ayant disparu, elle boite en marcha nt pendant une durée de plusieurs mois. Depuis lors, les douleurs reparurent pendant quinze jours ou trois semaines chaque année, sans nécessiter un séjour continuel au lit.

Enfin, à treize ans, et au mois de février dernier, les douleurs reparurent; la malade est envoyée à Franzenbad, et c'est à son arrivée dans cette ville qu'elle a remarqué le début du gonflement du pied droit.

Le 15 juillet 1885, je vis pour la première fois Mlle A. et quelques jours plus tard je la montrai à M. Charcot.

État actuel. — Elle a quitté Franzenbad il y a cinq jours, et depuis ce moment elle ne peut plus se coucher. Elle est assise sur le bord d'un canapé; le membre droit est légèrement fléchi sur la hanche, le genou presque complètement étendu, le pied est appuyé sur un coussin. Elle ne peut se coucher complètement, à cause des douleurs excessives qu'elle ressent dès qu'elle cherche à s'étendre. Pour se mettre dans la position demi-couchée, elle passe le pied gauche sous l'extrémité de la jambe droite, et s'en servant comme d'un crochet, elle soulève le membre malade et le porte sur le canapé; pour se lever elle fait de même.

Elle peut se mettre debout et marcher en se servant de deux béquilles; le membre inférieur est presque complètement étendu. Elle ne touche cependant le sol que de la pointe du pied, qui a de la tendance à se porter dans l'adduction.

Elle ne fait aucun mouvement de la hanche, à peine quelques mouvements du genou; ils sont très douloureux. Elle fléchit et étend plus facilement le pied, mais avec réserve.

On détermine immédiatement une grande douleur, si l'on cherche à produire des mouvements passifs dans la hanche qui est complètement immobilisée.

Les mouvements passifs du pied sont eux-mêmes douloureux. La hanche est un peu remontée. Il n'y a pas de lésions apparentes de l'articulation, pas de craquements ni d'hydarthrose.

La fesse est élargie et aplatie. Les muscles de la fesse sont mous ainsi que ceux de la cuisse, qui est un peu amaigrie. Il n'y a ni atrophie ni mollesse des muscles de la jambe. Il n'y a pas de troubles de la contractilité faradique.

Enfin on constate un œdème considérable, rouge, dur, mais prenant l'empreinte du doigt sur tout le pied droit. Cet œdème rappelle à première vue l'œdème du rhumatisme blennorrhagique; il remonte en diminuant jusqu'au voisinage du genou, et en même temps il devient pâle. Cet œdème existe depuis trois ou quatre jours.

Depuis deux jours on constate un œdème pâle et moins considérable sur le pied gauche.

Notons encore que dans ces derniers temps, en même temps que s'est produit l'œdème des pieds, la malade a été prise d'insomnie, et que l'administration du chloral, de l'opium, ainsi que les injections de chlorhydrate de morphine, ne produisaient chez elle qu'une agitation plus ou moins vive.

L'examen de la sensibilité cutanée montre que celle-ci est normale. Il n'y a ni anesthésie ni hyperesthésie (en particulier au membre malade). Pas de stigmates hystériques.

A droite, dans le pli de l'aine, les ganglions sont peu volumineux.

La malade est pâle, avec décoloration des muqueuses, sans souffle anémique. Elle a de l'aménorrhée.

La malade est mise dans l'établissement hydrothérapique du docteur Keller. On lui donne d'abord une, puis deux douches chaudes par jour. L'amélioration est progressive : au bout d'une quinzaine de jours, la malade commence à se coucher quelques heures; au bout d'un mois, elle se couche toute la nuit; au bout de deux mois, elle marche bien avec deux béquilles; au troisième mois, on ne constate encore aucun mouvement dans la hanche. On prescrit à la malade de marcher et elle fait chaque jour des promenades de 500 mètres d'abord, puis de 1 ou 2 kilomètres.

Quinze jours après, on produit quelques légers mouvements de flexion dans la hanche malade, et huit jours plus tard la malade commence à plier elle-même la cuisse sur le bassin.

Le 25 novembre 1885, on chloroformise la malade : la chloroformisation est difficile, on ne parvient pas à obtenir le complet relâchement des muscles.

M. Lannelongue, en faisant exécuter à la hanche divers mouvements, produit des craquements qui ne laissent pas de doute sur l'existence d'une lésion osseuse très accusée. A la suite de cet examen et pendant six heures, persiste une douleur assez vive dans la hanche.

Dès le lendemain, la malade marchait comme à l'ordinaire, et le 27, elle produisait devant moi un mouvement très étendu de flexion de la cuisse droite sur le bassin.

Le dimanche, 6 décembre 1885, la malade est mise dans l'appareil de M. Lannelongue. Pour satisfaire aux exigences de la malade, on lui permet pendant les premiers jours de quitter l'appareil pendant une heure ou deux.

Dès le 11 décembre, elle reste d'une façon définitive dans l'appareil.

Les jours suivants, toute douleur disparaît dans la hanche; il n'y a plus trace d'ensellure; l'extension est complète.

Le 5 janvier 1886, M. Lannelongue produit dans l'articulation de la hanche des mouvements de flexion, d'extension et de circumduction sans déterminer aucun craquement.

On avait établi, lors de la pose de l'appareil, des mouvements graduels d'extension avec des poids de 1, 2, 3 kilogrammes.

Obs. IX. — *Coxotuberculose du côté gauche compliquée d'accidents nerveux.* — Aubry, garçon de onze ans et demi, entré à l'hôpital Trousseau, le 27 septembre 1885, salle Denonvilliers, 15.

Antécédents de famille. — Mère, cinquante-six ans, robuste; parole un peu traînante, tremblements de tête depuis deux ans seulement. Père, mort il y a sept ans d'une maladie du foie; il était extrêmement nerveux, mais n'avait pas d'attaques. Ni l'un ni l'autre n'ont été buveurs.

Antécédents personnels. — D'après la mère, convulsions internes tous les quinze jours depuis l'âge de dix-huit mois jusqu'à l'âge de trois ans. — Caractère vif, emporté, colère, pleure facilement. — Pas d'insomnie, apprend facilement à l'école. — Clignement d'yeux, tremblements brusques des muscles de la face. — Cicatrice frontale : traumatisme il y a un an.

L'affection remonte à cinq ans; l'enfant accusa au début une douleur dans le talon; il n'appuyait que sur la pointe du pied, il ne pouvait lever la jambe. Il n'y eut pas de longues rémissions dans les douleurs qui siégeaient surtout à la jambe, au talon et au genou. La hanche était indolente. — Les douleurs étaient assez vives pour empêcher la marche, pour obliger le malade à se coucher parfois, pour l'empêcher d'aller à l'école. Elles s'accentuent de plus en plus au genou, à mesure que l'affection progresse.

L'enfant a eu ainsi plusieurs atteintes successives depuis trois mois; il se produisait alors une vive recrudescence de la douleur.

La claudication s'est accentuée, et les douleurs du membre sont devenues plus vives. Il y a de la fièvre depuis huit jours, et l'enfant demande à entrer à l'hôpital. On le reçoit le 27 novembre 1885.

État actuel. — Au premier aspect le membre inférieur gauche est en légère abduction et rotation en dehors. L'épine iliaque antéro-supérieure gauche paraît un peu abaissée. Allongement apparent du membre. Légère atrophie des muscles de la cuisse. — Rachitisme : incurvation des deux tibias, des deux fémurs; épiphyses assez volumineuses.

Les muscles du côté malade sont en état de contracture, non seulement les pelvi-trochantériens, mais le triceps fémoral et les autres muscles de la cuisse. La contracture s'étend aux muscles de la jambe et la flexion du genou est difficile à produire.

La plus légère pression tout autour de l'articulation, que ce soit sur l'os iliaque ou sur le fémur, est douloureuse, et produit parfois de petites secousses convulsives. De même, le tibia gauche et le genou sont douloureux; il y a une hyperesthésie des parties molles et du squelette, à la jambe et à la cuisse. La douleur à la pression du fémur de bas en haut augmente d'intensité. Le pli de l'aine gauche est absolument effacé. La fosse iliaque est aussi douloureuse.

On remarque en même temps une hypertrophie ganglionnaire de l'aine.

Malgré cet état, le malade arrive à lever la jambe gauche à 45°; en effet, les mouvements communiqués ne sont pas abolis; ils sont tous diminués d'étendue, mais non impossibles.

La marche est tantôt aisée, tantôt difficile, depuis quelque temps. Devant nous le petit malade repose sur le côté sain; le membre malade est en extension; il n'appuie que sur la pointe quand on le fait marcher.

Il a été endormi par le chloroforme. Pendant la période d'excitation chloroformique, il a eu des contractions très fortes avec mouvements du bassin, du tronc; il a opposé une grande résistance à l'anesthésie. Petites contractions, petites secousses du bassin avant l'arrivée de la résolution générale.

L'examen chloroformique montre que, la contracture étant vaincue, on peut faire exécuter à la cuisse des mouvements assez étendus. Cependant l'adduction, la rotation en dedans sont bientôt arrêtées. En faisant exécuter ces mouvements, on provoque des craquements perçus par la main et entendus à distance. Les craquements sont osseux; ils indiquent manifestement l'altération des surfaces articulaires. L'abduction combinée avec la flexion et la rotation en dehors est également limitée, malgré une résolution complète du sujet.

Il n'y a plus aucun doute sur le diagnostic de coxotuberculose.

Le malade a été soumis à l'extension continue, avec un poids de 3 kilogrammes. En peu de jours la contracture a cédé presque entièrement, la hanche a retrouvé une partie de ses mouvements. Les douleurs spontanées de la cuisse ont disparu; l'hyperesthésie du membre a cessé.

Cet enfant est rachitique. — Les poumons n'offrent pas de bruits anormaux à l'auscultation. — Le premier bruit du cœur est prolongé.

Obs. X. — Fillette de treize ans; la menstruation n'est pas établie. Père atteint de paralysie infantile; mère hystérique, avec attaques fréquentes jusqu'à l'âge de trente ans. Ces attaques ont à peu près disparu.

La petite malade a eu à l'âge de sept ans des contractures dans les muscles du pied (sorte de tarsalgie).

Vers neuf ans, sont survenues des manifestations nerveuses : accès de rire, accès de pleurs; elle allait, après la moindre contrariété, se réfugier dans un coin dont elle refusait de sortir; elle éprouvait fréquemment des mouvements convulsifs dans les membres.

A onze ans, ont débuté les premiers signes de coxotuberculose. Pendant quinze mois la marche est restée possible, mais seulement au prix de grands efforts. A deux ou trois reprises, les douleurs sont devenues plus vives, et la malade a dû garder le repos pendant quelques jours.

On pensait alors à une affection nerveuse. J'ai examiné la petite fille avec le docteur Ducat, en décembre 1884.

Il y avait alors une contracture très énergique des muscles de la hanche, et des soubresauts dans tout le membre. Au niveau du genou, le simple contact de la peau provoquait une douleur insupportable. La pression sur les os au niveau de la hanche, sur la tête du fémur, était aussi douloureuse; les muscles de la fesse et de la cuisse étaient atrophiés; le membre était dans l'abduction avec flexion et rotation en dehors.

La malade fut endormie avec le chloroforme. Je pus constater que les mouvements du fémur sur le bassin s'accompagnaient de craquements rudes, que les mouvements restaient limités, et le redressement incomplet, malgré une résolution complète du système musculaire.

Depuis un an que la coxotuberculose évolue, il ne s'est pas produit d'abcès, mais il existe un gonflement profond qui peut en faire présumer la formation.

L'extension a été appliquée. Après quarante-huit heures, les douleurs avaient cédé, et depuis lors les crises douloureuses ne se sont pas reproduites. Les mouvements sont en partie revenus; toutefois l'abduction et la rotation en dehors restent encore très limitées.

QUATRIÈME LEÇON

SOMMAIRE

Traitement. — Indications générales; importance de l'hygiène et de la conservation d'une santé générale excellente.

I. *Traitement local.* — Les indications sont multiples et variables; on ne peut les formuler qu'en considérant isolément chaque période clinique et les incidents qui surviennent.

1° *Période initiale,* précédant la contracture. — Le repos, c'est-à-dire le décubitus horizontal est le traitement essentiel; sa durée. — Les applications locales diverses, émollientes, résolutives et révulsives, n'ont qu'une médiocre valeur. — Procédé de Hueter, injections phéniquées intra-osseuses.

2° *Période d'attitude vicieuse.* — Indications urgentes : corriger l'attitude; combattre la compression des surfaces articulaires. — Deux grandes méthodes sont en présence : le redressement proprement dit, l'extension continue.

A. *Méthode du redressement.* — Le redressement est presque toujours combiné avec l'immobilisation de la jointure; il comprend deux procédés : l'un brusque et rapide, l'autre lent et progressif.

Redressement brusque. — Anesthésie préalable; description du procédé. Immobilisation consécutive; gouttières et appareils inamovibles. Critique de ces appareils; critique de la méthode du redressement brusque.

Redressement lent et progressif. — Ce procédé est à peu près abandonné.

B. *Méthode de l'extension continue.* — Son histoire sommaire. — Son caractère de généralité. Recherches expérimentales à son sujet. — Effets cliniques de l'extension continue : apaisement des douleurs, action résolutive, correction de l'attitude vicieuse, écartement des surfaces articulaires. Interprétation de son mode d'action.

Procédés de la méthode. — Les appareils permettant la marche n'ont qu'une application exceptionnelle. — L'extension doit être faite dans le décubitus horizontal; simplicité d'exécution; description des procédés employés; durée de son application. Combinaison du redressement brusque et de la traction.

3° *Traitement des abcès froids.* — A. Abcès symptomatiques. Expectation;

ponction simple, ponction avec injections d'iode, d'iodoforme. Incision et décortication de la paroi; ce procédé conduit souvent à faire séance tenante une résection partielle; son utilité selon le siège des abcès froids. — B. Abcès ganglionnaires, froids et phlegmoneux.

4° *Résection de la hanche.* — Statistiques. — Résection précoce, avant suppuration. — Indications de cette opération. — Résultats fonctionnels.

5° *Traitement des ankyloses.* — Parallèle entre l'ostéoclasie, l'ostéotomie et la résection.

II. *Traitement médical.* — L'indication capitale est d'empêcher la débilitation du malade. — Hygiène. — Médication tonique et reconstituante. — Choix du climat et des stations thermales.

TRAITEMENT

Indications en général. — Le traitement de la coxotuberculose comprend des indications qui s'adressent à l'état général du sujet et aux altérations locales.

Le premier point de vue, le traitement médical en un mot, joue un rôle capital. Bien que l'affection soit presque toujours exclusivement locale tout d'abord, l'une de ses tendances naturelles est de se propager, et d'envahir d'autres régions de l'économie. On doit donc, dès le début, engager la lutte en plaçant l'organisme dans les meilleures conditions de résistance. Car, selon que la constitution se maintiendra dans un état de prospérité relative ou d'affaiblissement, on devra prévoir une issue favorable ou fatale. Un traitement réparateur imposé dès le principe viendra en aide à l'accomplissement de toutes les fonctions nutritives; il trouvera ses principales ressources dans une bonne hygiène, dans le séjour à l'air et au soleil, sous des climats divers, dans une médication interne tonique et reconstituante. Commencé le plus tôt possible, ce traitement ne devra être négligé à aucune période de la maladie; car avec l'amélioration progressive de l'état général les chances de guérison locale s'accroissent considérablement.

D'un autre côté, la hanche réclame non seulement une attention soutenue, mais l'emploi de moyens dont l'action doit combattre et annihiler les effets d'une contracture persévérante et difficile à surmonter. S'opposer aux mouvements ne suffit pas, il faut encore dominer la contracture; par là, on corrige en même temps l'attitude, on limite le champ des altérations, on poursuit une terminaison heureuse, avec ou sans ankylose, dans une position favorable. Tel est le but principal du traitement local.

I. — TRAITEMENT LOCAL

Très complexe, et variable selon la période, la forme et le degré des altérations, il comprend de nombreux moyens dont on doit faire un choix judicieux et raisonné, et non une application empirique. L'ordre suivi dans cette étude ne sera pas celui qui consiste à les examiner successivement. La clinique fournit, à chaque période symptomatique, des indications thérapeutiques quelquefois pressantes, parfois discutables; ces indications seront donc formulées et étudiées tout d'abord; les moyens de les remplir seront présentés ensuite, selon leur valeur et leur opportunité.

PÉRIODE DE DÉBUT

A la période tout à fait initiale, alors qu'il n'y a pas encore de contracture, le rôle chirurgical est relativement peu actif, quoiqu'il soit d'une importance considérable. Il n'y a pas d'attitude vicieuse à corriger, puisque la contracture fait défaut. La douleur est presque le seul phénomène évident, et dans un certain nombre de cas même le diagnostic n'est pas absolument certain. Cependant le traitement ne doit pas être négligé; car si l'on est en présence de la coxotuberculose, et si on l'abandonne à sa marche naturelle, avec les conditions ordinaires de la vie, elle progresse fatalement. Il est donc urgent d'enrayer le mal, et plus tôt on s'y prendra, plus on aura lieu d'espérer une guérison complète et relativement facile.

Or, le meilleur de tous les moyens de traitement à cette phase initiale, le seul essentiel, et sans lequel tous les autres sont inutiles, est le repos. Sitôt que le diagnostic est posé, ou même dès que l'affection est présumée, le malade doit être tenu au lit. Le repos atténue et fait disparaître les complications inflammatoires qui se traduisent autour des foyers primitifs, et qui sont la source de la douleur et de la contracture. Les mouvements divers, les pesées alternatives du poids du corps sur les surfaces malades étant une cause incessante d'irritation, le repos devient dès lors un puissant antiphlogistique. Le malade tenu au lit, la douleur se calme, les muscles se relâchent; tous les symptômes cèdent, et bientôt on ne retrouve plus même les éléments du diagnostic.

Mais il ne suffit pas d'empêcher le malade de marcher, il faut qu'il garde le lit dans le décubitus horizontal sur un matelas résistant, et de préférence sans oreiller. L'enfant ne sera pas pour cela relégué dans une chambre isolée, dans une solitude attristante. Le moral des petits sujets a besoin d'être égayé, diverti tout au moins. Le lit ou le matelas sera transporté d'une pièce dans une autre; le malade assistera au repas de famille; on lui fera passer quelques heures au grand air, au soleil. Avec ces précautions, le séjour au lit prolongé autant qu'il est nécessaire, n'est point, comme le prétendent les gens du monde, une cause d'étiolement, L'observation démontre le contraire, et ces petits sujets fatigués, dont l'expression traduisait la souffrance, ne sentant plus aucun malaise, reprennent vite leur apparence de santé.

Une question toujours délicate à résoudre, est celle de la durée du séjour au lit. Le praticien est placé dans l'alternative ou de le prolonger au delà du temps nécessaire à la guérison, ou de voir reparaître l'affection pour avoir cédé trop tôt.

L'exploration de la jointure est le seul guide en pareille matière. Récupération absolument complète de tous les mouvements de la hanche, absence de toute douleur à une pression méthodique exercée sur les différents points de la région, absence d'engorgement ganglionnaire : tels sont les éléments d'un critérium à peu près décisif. S'il reste un doute, un soupçon fondé, on doit être inflexible et prolonger le repos. D'ailleurs, un excès de prudence est sans inconvénient, tandis qu'on pourrait regretter d'avoir cédé à une impatience des parents, presque légitime, mais mal entendue. L'enfant gardera donc le lit pour le moins deux ou trois mois, souvent davantage. Au surplus, le chirurgien n'a pas à justifier sa conduite aux yeux des parents ou de l'entourage, car aucune considération ne saurait prévaloir contre la nécessité du repos dès le début de la coxotuberculose ; laisser marcher le malade, c'est jeter de l'huile sur le feu.

Le retour à la marche et aux habitudes ordinaires du jeune sujet ne se fera que peu à peu, avec discrétion et par des essais gradués. Enfin, une surveillance attentive sera exercée de manière à prévenir, au moindre signe, tout retour offensif. Les foyers tuberculeux de la tête du fémur ou du cotyle ne sont point différents de ceux qui siègent sur la diaphyse de certains os, comme le tibia, les côtes, les phalanges, qui, par leur position superficielle, rendent l'observation facile. Or, sur ces os, on assiste souvent à une évolution qui a pour terme la guérison sans abcès, avec ou sans hyperostose.

Il en est ainsi, surtout lorsque la lésion ne reçoit pas d'incitation directe ; le foyer restant limité se résorbe peu à peu. L'observation témoigne d'ailleurs dans ces cas de la lenteur avec laquelle s'effectue la résolution. Si le fémur était placé dans des conditions analogues, les choses se passeraient de la même manière. Mais ici des raisons multiples, le siège intra-articulaire, l'influence mécanique du poids du corps, font qu'il en est tout autrement. Les causes d'irritation sont incessantes, et tendent à aggraver les lésions. Le traitement doit donc s'appliquer à la suppression de ces influences nocives, et comme l'affection évolue lentement, on ne saurait regretter de prolonger les précautions prises.

Il suffit en général de joindre au repos une hygiène convenable et une médication reconstituante. Autrefois, il était classique d'accorder une importance considérable et presque toujours exagérée à de nombreuses et très diverses applications locales. Si quelques chirurgiens ont conservé cette tradition, il n'en est pas moins reconnu que toutes ces pratiques ont peu d'efficacité ; aussi me bornerai-je à les rappeler sommairement.

En premier lieu, les résolutifs tels que les cataplasmes émollients, les pommades, les frictions mercurielles ne sauraient avoir d'action sur une lésion profonde, localisée et spécifique ; ce ne sont que des moyens de complaisance destinés à entretenir la patience du malade et des parents ; un pareil jugement s'appelle déjà une condamnation.

Il n'y a pas à parler des émissions sanguines, car il serait dangereux d'y recourir. La glace a été également vantée ; mais comme le processus de la tuberculose coxale ne s'accompagne de poussées aiguës que sur des sujets qu'on laisse marcher, les réfrigérants ne sauraient trouver une indication bien précise. Pour les mêmes motifs, on doit être sobre des révulsifs, c'est-à-dire des moyens dont l'emploi a pour but d'amener indirectement l'apaisement d'une inflammation profonde, en lui substituant une irritation superficielle.

A cette dernière classe de procédés thérapeutiques appartiennent : le séton, le vésicatoire, les cautères, les applications iodées, les différentes formes de cautérisation transcurrente, ponctuée, l'ignipuncture. Non seulement il est certain que l'action substitutive est de nul effet sur la lésion tuberculeuse, mais on peut encore douter de son efficacité sur les lésions inflammatoires d'origine secondaire aussi profondes que celles de la tête du fémur, séparées de la peau par d'épaisses couches musculaires. Nous bannissons donc les moyens tels que la cautérisation transcurrente, le séton, le vésicatoire, les cautères, qui laissent une ulcération persistante de la peau. En dehors des complications qui ne sont pas rares à la suite de ces ulcérations, lymphangite, érysipèle, adénite surtout, le travail ulcératif peut encore augmenter d'une manière réflexe la contracture qu'on cherche à combattre, et il détermine, en tout cas, une suppuration qui n'est pas faite pour améliorer l'état général du sujet.

Dans cet ordre de moyens on peut tout au plus accepter les révulsifs agissant momentanément sans laisser de traces, comme les cautérisations ponctuées très superficielles faites avec la pointe d'un fer rouge ou du thermocautère, qui ne laissent qu'une croûte étroite au-dessous de laquelle se fait la cicatrice sans aucune suppuration. Cette révulsion est sans inconvénients; mais il ne faut lui accorder, de même qu'aux badigeonnages iodés, qu'une médiocre confiance.

Hueter a proposé une méthode fondée sur un principe plus rationnel. Cet auteur se propose d'atteindre directement la lésion et de la modifier. Dans ce but, il fait avec une seringue de Pravaz des injections d'acide phénique en solution forte. Il pénètre dans le tissu osseux du col du fémur, dans l'articulation elle-même. Théoriquement, il se propose de détruire l'agent virulent, le bacille tuberculeux. Ce procédé, très recommandé par son auteur, essayé avec succès par quelques chirurgiens allemands, est un moyen un peu aveugle, qui n'est pas sans inconvénients, tels que : douleurs, fièvre, inflammations consécutives, etc.

DEUXIÈME PÉRIODE : PÉRIODE D'ABDUCTION OU D'ALLONGEMENT APPARENT

Il convient de distinguer dans cette phase deux étapes d'une gravité très différente. Dans l'une, l'articulation est seulement fixée temporairement ou définitivement dans une attitude vicieuse ; la contracture d'abord, puis la rétraction, la déformation des surfaces et les adhérences sont les éléments de cette fixité. Dans l'autre, il s'ajoute un ou plusieurs abcès froids. Cette dernière éventualité sera examinée plus tard. Pour le moment, nous envisageons l'affection, en ce qui concerne l'attitude et les effets qu'elle entraîne. Les indications sont pressantes, et on peut les formuler ainsi :

1° Corriger l'attitude et maintenir le membre dans la position la plus favorable à un bon fonctionnement.

2° Combattre la compression des surfaces articulaires provoquée par la contracture, les rétractions, etc.

En vue d'obtenir ces effets, deux grandes méthodes reposant sur des principes différents sont en présence :

a) Le redressement suivi de l'immobilisation de la hanche dans une bonne position, à l'aide d'appareils de contention divers ;

b) L'extension continue.

A. — *Méthode du redressement et de l'immobilisation à l'aide d'appareils de contention.*

Le redressement comprend deux modes de procéder. Dans l'un, le membre est redressé brusquement en une seule séance, puis immobilisé dans un appareil ; dans l'autre, le redressement lent et progressif est fait avec les mains ou à l'aide de machines.

1° *Redressement brusque.* — C'est à Bonnet (de Lyon) qu'appartient le mérite d'avoir bien établi les règles du redressement brusque ; il a de plus imaginé un moyen commode et efficace d'assurer la contention. L'application de la méthode se fait en deux temps : le redressement, la contention.

Le *redressement* s'exécute en général sous le chloroforme ; l'anesthésie est poussée jusqu'à la résolution complète du système musculaire. Dans cet état, la part de résistance qui revient à la contracture est annihilée ; il reste à vaincre celle qui dépend de la rétraction fibreuse des muscles, des aponévroses, de la capsule articulaire, d'adhérences ou de changements de forme survenus dans les os. Cette résistance, on le prévoit, est faible dans les cas encore récents où il y a peu de lésions de voisinage, où l'attitude fixe est exclusivement sous l'influence de l'action des muscles. Plus tard, elle peut être considérable ; on ne la surmontera que par un grand déploiement de force ; et comme le point d'appui se prend sur le squelette, on devra craindre une solution de continuité des os. Certains ménagements seront donc d'une pratique prudente, et parfois on se contentera d'un résultat immédiat imparfait, plutôt que de s'exposer à un accident, sauf à revenir dans la suite à de nouvelles tentatives.

Pour procéder au *redressement,* le chirurgien fait préalablement immobiliser le bassin par des mains vigoureuses. Deux ou trois aides sont nécessaires, et encore le but est-il parfois difficilement atteint. Aussi Bonnet, Langenbeck, Bühring avaient-ils imaginé des machines, des étaux, pour remplacer les aides ; mais ces machines, qui sont d'une application assez difficile, qui compliquent l'arsenal chirurgical ne sont pas entrées dans l'usage. Le bassin étant fixé, le chirurgien imprime au fémur des mouvements successifs en différents sens, adduction, abduction, flexion, extension, en leur donnant progressivement plus d'étendue. Les mouvements de flexion et d'extension sont ceux sur lesquels il convient d'insister le plus tout d'abord. Des craquements, des ruptures fibreuses s'entendent, se sentent à la main. On doit modérer la force déployée ; il faut éviter avec soin les échappées, les violences qui pourraient dépasser le but, et rompre un fémur aminci et friable. Peu à peu, après des essais, des efforts répétés, en revenant à plusieurs reprises sur les mêmes mouvements, on arrive à un redressement plus ou moins complet. Il reste assez souvent un faible degré de flexion et d'abduction difficiles à corriger; il convient de ne pas insister outre mesure.

L'*immobilisation* doit être effectuée avant le réveil du malade. Deux ordres de moyens se présentent : d'une part les gouttières orthopédiques construites d'avance; d'autre part, les appareils inamovibles que le chirurgien confectionne lui-même sur-le-champ.

La double gouttière de Bonnet, celle de Richet, constituent dans le premier genre ce qu'il y a de plus parfait. Elles ont fait bien vite oublier tous les lits mécaniques qui n'immobilisaient qu'imparfaitement, les divers appareils à double plan incliné de Fabrice de Hilden, de Boyer, de Lallemand, etc., qui laissaient prendre rapidement une mauvaise position. La gouttière de Bonnet dont la description se trouve partout, réalisa, lors de son invention, un perfectionnement très considérable. Non seulement son maniement est facile, mais elle remplit encore bon nombre d'indications. Elle embrasse dans sa triple concavité la face postérieure et les faces latérales des membres inférieurs et du tronc, jusqu'au thorax. Des courroies pour les membres, une demi-ceinture pour le tronc rapprochent à volonté des bords de la gouttière, et font que les parties sont exactement tenues, que l'immobilisation est réalisée avec une efficacité suffisante. Au niveau des pieds, les gouttières se relèvent de manière à s'opposer aux mouvements de rotation du membre. De plus, une échancrure que l'on peut garnir de caoutchouc est pratiquée en regard du siège; et comme un appareil de suspension s'adapte à quatre anneaux fixés sur les côtés de la gouttière, au niveau du thorax et au niveau des cuisses, le malade lui-même peut s'élever à l'aide d'une moufle, et se tenir suspendu. Une personne étrangère fait plus aisément encore la suspension, et la maintient avec la plus grande facilité. On peut alors refaire le lit et remplir tous les soins de propreté. Le transport des patients a lieu sans que la moindre secousse soit imprimée au membre, sans que l'immobilisation soit en rien dérangée. Enfin, la fixation du malade dans sa gouttière ne demande que quelques minutes. Il y a économie de temps et de peine pour le chirurgien.

Bouvier et Marjolin ont fait construire des appareils moins volumineux que la gouttière de Bonnet, mais ils ne la remplacent que très imparfaitement ; il ne paraît pas utile de nous arrêter à leur description.

Les appareils inamovibles se font avec la dextrine, le silicate de potasse ou le plâtre. Quelle que soit la substance employée, leur application est longue ; elle nécessite le concours de deux ou trois aides au moins ; elle exige que le malade endormi pendant un temps assez long, soit maintenu au-dessus du lit, ou mieux au-dessus d'une table. Il est presque indispensable que le bassin soit soutenu par un appareil spécial, comme le pelvi-support de M. Cusco ; les extrémités sont supportées par des coussins ou des oreillers. Les aides maintiennent les membres et le tronc en bonne position et en équilibre.

Verneuil a décrit avec un soin minutieux tous les détails de la pose de son appareil dextriné, qui est l'un des meilleurs avec les appareils plâtrés, et qui a sur ces derniers l'avantage de permettre la marche dans quelques cas. Un maillot bien garni d'ouate extérieurement est appliqué sur le membre malade, sur le bassin, sur le tronc jusqu'à l'appendice xyphoïde. Sur ce maillot, on fixe une attelle de fil de fer en forme de T : la branche verticale s'adapte le long du membre, à la partie externe, on lui fait subir les inflexions convenables ; la branche horizontale s'enroule autour de la paroi abdominale et de la région lombaire. Enfin on applique par-dessus les bandes dextrinées, ou mieux, silicatées. Pour que l'immobilisation soit assurée et que le malade supporte bien l'appareil, il faut que l'application soit faite avec grand soin, que la couche d'ouate soit également répartie, qu'aucune région ne soit trop serrée, que l'appareil soit desséché en bonne position, qu'il soit assez épais, assez résistant pour ne pas se déformer dans la suite, et qu'il puisse supporter les changements de position et les transports du malade, conditions nombreuses qui, le plus souvent, ne sont qu'en partie réalisées.

Les appareils inamovibles ont sur la gouttière de Bonnet un avantage, celui du bon marché ; mais ils ne permettent pas, comme celle-ci, la surveillance de la position ; s'il arrive que l'attitude n'ait pas été bien corrigée, ce qui est fréquent, on ne peut modifier l'appareil, il faut l'enlever et le refaire à nouveau. Assez souvent encore les appareils se brisent, se déforment ; l'ouate se tasse, et par suite l'attitude devient vicieuse, ce qui oblige à recommencer toute l'opération. Il y a plus enfin, l'application de l'appareil étant toujours pénible et longue, souvent l'attitude est devenue mauvaise quand on a terminé. La gouttière de Bonnet n'a pas ces inconvénients. Par contre, un appareil bien réussi procure une immobilisation plus complète ; il est enfin moins gênant pour le malade, et il permet des essais de marche, et même la marche, quand le temps en est venu.

Le reproche fondamental qui s'adresse à la méthode du redressement brusque suivi de l'immobilisation se tire de ce qu'elle néglige une indication supérieure et essentielle. En fait le point capital, la compression des surfaces, source des déformations les plus graves, est entièrement négligée. En admettant donc que la réduction ait été complète, on n'atténue en rien les phénomènes compressifs qui continuent à évoluer, bien que répartis sur d'autres points.

Mais il y a plus ; comme d'habitude la réduction est imparfaite, l'ulcération compressive s'établit sur des points précis ; elle agit avec constance et durée, et aboutit à la série des désordres que nous connaissons. L'argument s'adresse donc à la méthode, et par suite, à tous les appareils qui la prennent pour base. D'ailleurs, le redressement brusque ne calme pas toujours les douleurs, il s'en faut, et l'immobilisation elle-même n'y suffit pas toujours. On l'a accusée de les réveiller parfois. Cette dernière critique a été adressée au redressement poussé jusqu'à la rectitude, comme le pratiquait Bonnet. La demi-flexion, selon Philippeaux, mettant la capsule dans le relâchement serait une attitude plus favorable.

La méthode est encore sujette à d'autres objections. Le redressement brusque peut présenter, même dans la résolution chloroformique, des difficultés insurmontables. Il est parfois tout à fait impossible de l'obtenir en une seule séance. On doit alors imiter Verneuil, et recourir plus tard à de nouvelles tentatives pour arriver au but. Pourtant il est juste de reconnaître que le redressement, même violent, n'a pas de suites graves d'habitude. Les déchirures ligamenteuses, les ruptures d'adhérences ne sont pas suivies d'une inflammation sérieuse après une première séance. Un léger gonflement se produit le premier jour, et la région devient un peu sensible. Mais ces phénomènes réactionnels ne tardent pas à se calmer dans l'immobilité. Les redressements successifs n'ont pas toujours la même innocuité : des poussées inflammatoires plus ou moins fâcheuses peuvent en être la conséquence. Enfin, l'appareil le mieux exécuté se relâche, se plie, blesse le malade ; ou bien il est souillé, il irrite la peau ; on doit le refaire.

La gouttière de Bonnet ou celle de Richet présentent plus de garanties. Un de leurs plus grands avantages est la surveillance qu'elles permettent d'apporter à l'attitude ; néanmoins, la contention est loin d'être toujours efficace ; le bassin se dévie, se contourne ; l'ensellure se reproduit, et après un séjour plus ou moins long on retire assez souvent de la gouttière un enfant difforme.

Un autre inconvénient, plus marqué avec les appareils inamovibles, beaucoup moins imputable à la gouttière de Bonnet, est l'impossibilité où se trouve le chirurgien de surveiller la région. Un abcès peut naître et grossir, sans qu'on s'en aperçoive, puisque la douleur fait le plus souvent défaut. Enfin, quel que soit son mode d'application, la méthode est dispendieuse.

Toutes ces raisons conduisent à donner la préférence à l'extension continue qui se présente avec une supériorité à mon sens incontestable, et d'autres garanties; mais avant d'en parler, disons un mot du redressement lent.

2° *Redressement lent*. — Cette méthode consiste à imprimer à la jointure de temps en temps, avec les mains ou avec des appareils construits dans ce but, des mouvements peu étendus qui doivent ramener insensiblement le membre dans une bonne position. On ne doit pas méconnaître les avantages de cette méthode, dans les variétés d'arthrite où il faut chercher la mobilisation en même temps que le redressement; mais dans la coxotuberculose elle n'a guère que des inconvénients. A chaque manœuvre de mobilisation, on réveillera un certain degré d'inflammation, alors qu'on cherche au contraire par l'immobilité la rétrocession de tous les phénomènes actifs. Nous allons voir bientôt, que sans aucune manœuvre, sans aucune violence, l'extension continue parvient dans la plupart des cas à produire le redressement lent, tout en remplissant d'autres indications importantes.

B. — *Extension continue*

La méthode du redressement avec immobilisation a joui pendant longtemps d'une faveur exclusive, et elle est encore souvent aujourd'hui la méthode de choix. Ni l'idée de l'extension continue, ni son application ne sont cependant nouvelles : car déjà, en 1835 et 1837, Le Sauvage (de Caen) concevait « la possibilité et tout l'avantage de l'application d'un bandage à extension continue, pour soustraire les surfaces articulaires aux mouvements et à la pression réciproque que la contraction musculaire leur fait sans doute éprouver[1]. » Mais le mémoire

1. Le Sauvage, *Mémoire sur les luxations spontanées du fémur*, Arch. génér. de méd. 1835, 2e sér., t. IX, p. 280.

de Le Sauvage passa presque inaperçu en France. Malgré la pratique de Velpeau qui faisait, lui aussi, l'extension continue, malgré le mémoire de Martin et Collineau et leur appareil qui produit l'extension en demi-flexion, l'oubli de la méthode fut complet à ce point que nos traités classiques n'en font pas même mention.

C'est aux Américains Bauer, Davis, Sayre, Andrews, que revient le mérite de l'avoir remise au jour, en lui faisant subir toutefois une modification radicale. Pour eux, l'immobilisation ne devait plus jouer le rôle principal dans le traitement. Il leur importait peu que l'articulation conservât un certain jeu; c'était au contraire une condition favorable pour éviter l'ankylose. Le but principal était d'écarter les surfaces et de calmer les douleurs. De plus, ils appliquaient l'extension en maintenant le malade debout, en le faisant marcher, voulant éviter les inconvénients du décubitus prolongé. Le malade gardait dans une certaine mesure la vie commune, se promenait, vivait au grand air. Le Fort, en 1865, appela l'attention sur la pratique américaine, et fit construire un appareil basé sur les mêmes principes permettant aussi la marche. Bouvier combattit résolument la méthode américaine en donnant comme principal argument, que l'extension ne pouvait être efficace quand le malade se tenait debout et marchait. Valette (de Lyon) et Panas s'en montrèrent aussi médiocrement partisans, comme méthode générale.

Nous ne pensons pas non plus que la pratique américaine trou veson application en dehors des cas particuliers qui seront examinés plus loin. Aussi ne nous arrêterons-nous pas à décrire des appareils orthopédiques d'une construction complexe, comme ceux des Américains, comme celui de Le Fort, qui représente cependant un type perfectionné.

C'est qu'en effet un progrès s'est accompli postérieurement, et ce sont les chirurgiens allemands qui l'ont réalisé; il consiste tout simplement à faire l'extension en maintenant le malade au repos et couché : c'était faire renaître l'idée et la pratique de Le Sauvage (de Caen). Cette modification très minime en apparence était pourtant d'une importance capitale. L'extension a pu devenir alors une méthode générale, applicable aux cas récents et aux cas anciens, dans lesquels le relâchement des muscles peut encore être obtenu. Mais la portée de la méthode va plus loin. Lorsque les lésions sont invétérées, on peut combiner la méthode de Bonnet et l'extension, c'est-à-dire redresser le membre par la méthode ancienne, puis appliquer l'extension.

On voit maintenant le caractère de généralité de la méthode. Or, depuis Volkmann qui a puissamment contribué à la répandre, ses effets physiologiques et thérapeutiques ont été soumis à une étude suffisante pour juger de sa valeur, quoique non terminée. Un certain nombre de recherches expérimentales ont été entreprises d'abord pour l'examen du point de vue théorique de la méthode.

En ce qui concerne l'influence exercée sur la pression articulaire, on a émis des opinions contradictoires. Kœnig mettant la canule d'une seringue en communication avec la cavité coxo-fémorale, et voyant le liquide pénétrer dans l'articulation à chaque effort d'extension, concluait à une diminution de tension par le fait de la traction avec le poids. D'un autre côté, Busch, Reyher et Ranke ont expérimentalement démontré que, si l'articulation contient un liquide, ce liquide est soumis à une pression plus considérable quand on exerce l'extension continue. Ce serait même une condition favorable pour la résorption des épanchements.

Mais que la pression intra-articulaire soit modifiée dans un sens ou dans l'autre, ce n'est pas là le point essentiel. Car dans la coxotuberculose au début, et pendant fort longtemps, il y a peu ou point d'épanchement à résorber. Il est beaucoup plus essentiel de connaître l'influence qu'exerce la traction sur la compression des surfaces. C'est ce qu'a tenté Kœnig. En faisant congeler des sujets, et en pratiquant des coupes sur l'articulation de la hanche non soumise à la traction, il constata que les surfaces articulaires ne sont en contact direct que sur des points limités ; partout ailleurs, elles sont séparées par de petites couches de glace. Or, si on applique sur le membre une traction de 8 livres, l'épaisseur du glaçon passe d'un demi-millimètre à 2 millimètres 1/2. Paschen a confirmé ces résultats, en y ajoutant cette notion qui a bien son importance : la position la plus favorable à l'écartement des surfaces est l'abduction ; donc lorsque la traction est dirigée suivant l'obliquité normale du col, les effets sont plus sensibles.

Morosoff (de Charkov), reprenant les mêmes recherches, en se plaçant dans des conditions mieux déterminées et plus variées, est arrivé à des résultats différents. D'abord il établit que, contrairement à l'opinion de Kœnig, les surfaces sont en contact intime. Lorsque toutes les parties molles sont sectionnées, et que l'articulation n'est plus fixée que par la pression atmosphérique, Morosoff évalue à 60 livres le degré de traction nécessaire pour obtenir le diastasis. Si l'on met la cavité articulaire en communication avec l'atmosphère en perforant la cavité cotyloïde, et si on conserve la capsule intacte, il faut une traction de 20 livres pour obtenir un écartement d'un demi-millimètre, une traction de 40 livres pour obtenir un écartement de 1 millimètre. Quand on opère sur un sujet frais, un poids de 9 à 10 livres ne produit pas d'écartement, un poids de 40 à 50 livres en produit un de 1 millimètre. Au delà de 40 livres, les tractions plus fortes n'ont pas plus d'effet. La position du membre est d'ailleurs indifférente.

Ces résultats contradictoires ne permettent pas de trancher la question de la séparation des surfaces par l'extension continue ; aussi Schultze distingue-t-il, avec raison, la traction momentanée faite avec des poids plus ou moins forts, et l'extension continue prolongée durant des jours, des mois même ; celle-ci tend à la longue à produire le diastasis. Quant à la pression intra-articulaire, si elle est augmentée, ce ne peut être que momentanément : car la cavité ne tarde pas à s'adapter, en quelque sorte, à son nouvel état ; les liquides comprimés, s'il en existe, se résorbent, ou bien affluent à nouveau en distendant la cavité.

Au surplus, les expériences cadavériques ne représentent nullement les conditions des jointures malades. Dans la coxotuberculose on doit placer au premier plan, à côté des altérations des os, de leurs déformations, la tranformation fongueuse de la capsule, et le ramollissement des liens fibreux unissant les os. La résistance de l'appareil de conjonction de la jointure est fort atténuée, de telle sorte qu'il n'y a pas similitude entre les résultats obtenus sur le cadavre d'une part, et les effets cliniques de l'autre ; l'induction des uns aux autres n'est pas légitime. C'est pour cela que l'expérience suivante me paraît importante à l'égard de la solution cherchée, et probante quant aux effets de l'extension continue.

Elle est résumée ici et exposée plus au long page 16.

Un jeune garçon de quatre ans, atteint depuis cinq mois de coxotuberculose du côté droit, avait été soumis durant quarante-cinq jours consécutifs à une extension continue de 2 kilogrammes d'abord, de 3 kilogrammes ensuite. Il est atteint du croup, et succombe en cinq jours ; l'extension avait été supprimée dans les quatre derniers jours. L'expérience fut faite le 12 décembre 1885, par un temps de neige, le cadavre étant dans un état parfait de conservation et dépourvu de toute rigidité. A 10 heures 1/2 du matin, on a fait l'extension sur le membre inférieur droit avec un poids de 4 kilogrammes, par le procédé employé sur le vivant ; le tronc avait été préalablement fixé sur une planche. A sept heures du soir, sans cesser l'extension continue, on a procédé à la congélation du membre. La coupe du membre congelé a montré que les surfaces articulaires ne sont pas en contact en haut et au centre. Au centre, on mesure 2 millimètres d'écartement entre le cartilage de la tête et celui de la cavité cotyloïde. En haut et en dehors, il y a un demi-centimètre d'intervalle entre ces mêmes surfaces. Au contraire en bas, le cartilage de la tête et celui de la cavité sont en contact. De plus, on voit qu'en bas la capsule est pressée et tendue sur la tête du fémur, tandis qu'en haut l'in-

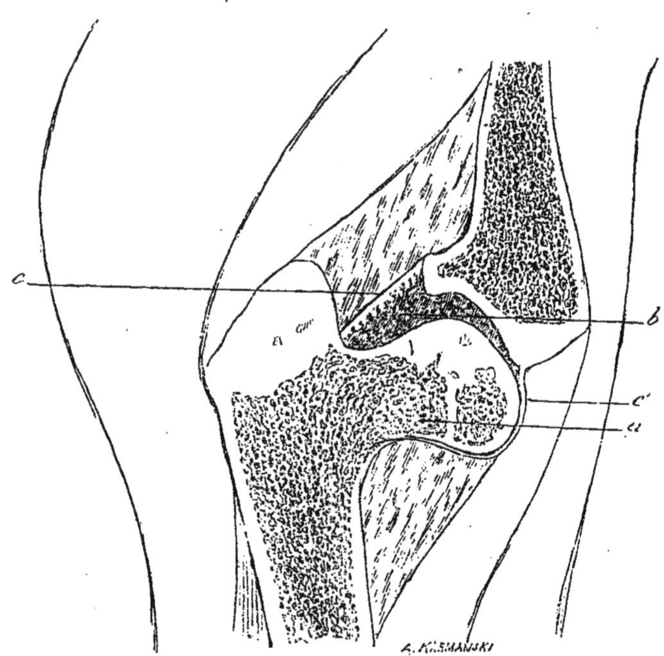

Fig. 33. — Coupe de l'articulation coxo-fémorale du sujet soumis à l'extension continue, montrant avec évidence l'écartement des surfaces articulaires. —*a*, Foyer tuberculeux dans le col fémoral; *b*, Fongosités remplissant le vide existant entre la tête du fémur et le cotyle; *c*, Capsule presque entièrement transformée par les fongosités; *c'*, Capsule tendue en contact avec la tête fémorale. (Voir obs. III, p. 16.)

tervalle existant entre les surfaces articulaires est rempli par une couche de fongosités émanant de la synoviale, et n'adhérant aucunement aux surfaces cartilagineuses. J'ajoute que la tête a subi un mouvement d'abaissement, attendu qu'il y a près de la moitié de sa surface qui est en dehors du cotyle, et que cette partie est arrondie, tandis que la supérieure est aplatie (V. fig. 33, p. 159.)

Cette expérience n'ayant fait que reproduire l'application de la méthode employée sur le vivant, l'ayant continuée en quelque sorte, montre d'une manière positive la valeur des résultats vérifiés à l'autopsie. La traction par des poids même assez faibles, longtemps continuée, écarte les surfaces articulaires, à la condition toutefois, que l'appareil ligamenteux ait perdu sa résistance, et c'est ce qui arrive habituellement.

Effets cliniques de l'extension continue dans la coxotuberculose. — Ils sont multiples, et s'adressent tour à tour à la douleur, à la contracture et à l'attitude, à l'éloignement des surfaces, enfin aux complications locales de l'affection : poussées inflammatoires, épanchements articulaires et abcès. La méthode est en un mot : analgésique, antiphlogistique, correctrice de l'attitude et de la déviation du membre ; elle vise enfin l'écartement des surfaces articulaires.

1° *Douleur.* — L'extension continue apaise les douleurs ; ce premier effet s'obtient rapidement d'habitude, en un, deux ou trois jours, suivant les cas. Aussitôt que le sujet s'est accoutumé aux tractions graduées, la douleur diminue et cesse en entier ordinairement ; le sommeil qui était troublé, revient. Une douleur persistante indique souvent une traction insuffisante ; qu'on l'augmente de 1 kilogramme, de 1 kilogramme et demi, et le calme s'établit. Ce n'est pas seulement la douleur de la hanche qui s'éteint ; la douleur à distance, celle du genou, disparaît en même temps, ce qui prouve que cette gonalgie n'est pas liée à une lésion du genou ou de l'extrémité inférieure du fémur, mais bien à l'altération de la hanche elle-même. Les douleurs nocturnes, les réveils en sursaut n'ont plus lieu, de sorte que le malade éprouve un véritable bien-être. Cependant Bœckel a observé, et cela est exact, que par exception certains phénomènes douloureux persistent ; ils sont liés à quelque complication menaçante, un abcès, etc.

En général, l'extension continue produit presque immédiatement un changement très sensible dans l'état du malade. Je n'en connais pas d'exemple plus frappant que celui d'une petite fille que j'avais été appelé à soigner en même temps que mon collègue Legroux. Cette enfant avait une coxotuberculose à forme grave, dont le début remontait déjà à deux ans. Elle souffrait atrocement, et quand je la vis pour la première fois, elle était en outre atteinte de la coqueluche. Malgré cette condition défavorable, malgré les quintes de toux incessantes, l'extension fut appliquée sur un membre en attitude extrêmement vicieuse, et le soulagement fut immédiat. Parfois les petits malades sentent tellement le bien-être de l'extension qu'ils la réclament avec insistance. L'extension continue est donc remarquablement analgésique.

2° *C'est aussi un agent antiphlogistique et résolutif.* — L'observation clinique enseigne que cette méthode modère les poussées inflammatoires, atténue leur intensité; par ses effets d'écartement des os, on peut dire encore qu'elle les empêche de se produire dans une certaine mesure. Je suis convaincu qu'elle favorise la rétrocession des abcès froids en agissant par compression sur le contenu de ces abcès, dont elle favorise la résorption. (V. p. 104.) Le même raisonnement s'applique aux épanchements existant dans la jointure, puisqu'elle élève la tension intra-articulaire. D'un autre côté, l'allongement qu'elle détermine dans les parties molles péri-articulaires, dans la capsule et la synoviale plus spécialement, doit concourir à l'organisation conjonctive de ces tissus qui sont depuis longtemps fongueux, en exerçant sur eux une compression utile. Si à ces arguments on ajoute que l'extension continue limite l'altération des os, on comprendra facilement son influence salutaire sur les complications locales de tout ordre de la coxotuberculose.

3° *Redressement du membre.* — Loin d'être immédiat, comme dans la méthode de Bonnet, le redressement ne se produit qu'avec lenteur et progressivement, sans douleurs nouvelles. Quelques jours, trois semaines, un mois et même davantage sont nécessaires. La lenteur du résultat est du reste proportionnée à l'intensité de la contracture, à la quantité et à la résistance des tissus rétractés, au degré de déformation des surfaces, à l'ancienneté de la maladie. La variété de l'attitude n'a pas d'influence sur la correction, car on peut, en imitant Volkmann, exercer en tous sens la traction voulue.

4° *Écartement des surfaces.* — Celui de tous ces effets qui doit arrêter plus spécialement l'attention, parce qu'il appartient exclusivement à la méthode, est relatif à l'écartement des surfaces; par sa continuité d'action, l'extension continue s'oppose à leur compression réciproque. Or, en supprimant la cause principale des déformations osseuses, on assure la guérison avec un minimum de difformité. Le résultat est frappant surtout dans les périodes peu avancées de la maladie, car alors la contracture musculaire est promptement vaincue; la position vicieuse est corrigée, et les mouvements redeviennent possibles, avec une étendue de plus en plus grande. Lorsque les principaux symptômes se trouvent ainsi calmés, on pourrait être tenté de cesser l'extension continue, et d'appliquer un appareil inamovible. Mais l'utilité de ce dernier nous semble douteuse, car il n'est pas mauvais que le membre malade puisse faire quelques petits mouvements dans le lit. De plus, l'articulation restant à découvert, on garde l'avantage d'une surveillance facile en vue des accidents qui pourraient apparaître.

L'observation clinique met donc en relief de très nombreux avantages dans l'extension continue. Quant au mécanisme suivant lequel agit la méthode, les expériences cadavériques faites sur l'articulation saine ne l'ont pas beaucoup éclairci. Il en devait être ainsi, car il n'y a rien de comparable entre les résultats tirés de l'extension momentanée exercée sur le cadavre et sur une articulation normale, et ceux obtenus chez le vivant, sur une articulation en partie détruite, par une traction prolongée pendant des mois. L'expérience unique que nous avons eu l'occasion de pratiquer est une donnée d'une autre importance, en ce sens qu'elle a révélé après la mort les effets obtenus par l'extension du vivant du malade. Or, nous avons constaté un écartement fort appréciable, atteignant plus d'un demi-centimètre en haut.

La physiologie et l'anatomie pathologiques expliquent d'ailleurs les effets précédents d'une manière satisfaisante. L'extension continue agit d'abord contre le phénomène principal et unique au début, qui est la contracture musculaire ; elle domine les muscles, elle abolit cet état de vigilance du système musculaire dont parle Verneuil, d'ordre purement réflexe, et dont le point de départ est l'articulation malade. Avec le temps, les muscles doivent être fatalement vaincus, à condition que, suivant la remarque de Monod, l'extension soit absolument ininterrompue [1]. L'activité musculaire surmontée cédant peu à peu, le relâchement se fait, et les mouvements articulaires reparaissent. Le redressement est alors accompli, tantôt en entier, quelquefois imparfaitement par suite de rétractions ou de déformations invétérées.

La douleur dans la coxotuberculose n'est pas seulement un effet direct de la contracture, elle est aussi liée à l'irritation que détermine la compression des surfaces. Il est donc facile de comprendre comment l'extension, en supprimant cette dernière cause, fait disparaître ses effets.

On pourrait d'ailleurs admettre avec Monod que si une traction forte écarte les surfaces, une traction plus faible diminue seulement leur pression réciproque, en les mettant en simple contact. Ce dernier résultat physique est, à lui seul, suffisant pour assurer l'efficacité thérapeutique de l'extension continue.

APPLICATION DE L'EXTENSION CONTINUE

Martin et Collineau avaient imaginé un appareil assez compliqué, destiné à pratiquer l'extension continue en mettant le

1. *De l'Extension continue dans le traitement des arthrites*, revue critique, par Ch. Monod, Archives générales de médecine, 1878, t. Ier, p. 702.

membre en demi-flexion. Cette dernière condition ne réalise aucun avantage ; étant donné que le malade doit guérir, il faut faire en sorte qu'il conserve l'attitude la plus avantageuse pour la station et la marche, c'est-à-dire la rectitude de l'extension.

La traction par les poids sera donc appliquée dans le sens de la rectitude; le premier effet des tractions sera d'effectuer le redressement du membre dévié.

L'extension continue a été appliquée dans deux conditions très différentes : 1° sur le malade debout, afin de permettre la marche; c'est la méthode primitive ou américaine; 2° dans le décubitus horizontal.

1° *Extension continue permettant la marche.* — Les chirurgiens américains Bauer, Davis, Sayre, ont imaginé des appareils qui permettent la marche en empêchant le poids du corps de porter sur la hanche. Tous ces appareils se composent essentiellement d'une ceinture pelvienne, destinée à recevoir le poids du tronc qui se trouve transmis à la partie inférieure de l'appareil par des tiges métalliques. En bas, ils prennent point d'appui sur la partie inférieure de la cuisse (appareils de Sayre), à l'aide de bandelettes de tissu emplastique, qui attirent le membre en faisant l'extension. L'appareil de Le Fort, construit sur le même type, se termine en bas par deux tampons latéraux, qui embrassent la cuisse en dehors et en dedans, au-dessus des condyles du fémur. La saillie du condyle interne empêche ces tampons de descendre, et sert de point d'arrêt à l'extension pratiquée sur la cuisse. Cet appareil peut en outre, à volonté, immobiliser la hanche ou lui donner un certain degré de mouvement. Il peut être porté dans le lit, si le malade vient à souffrir ; il réalise alors l'extension simple et l'immobilité.

Les inventeurs de ces appareils leur attribuent, outre l'extension, un autre avantage, celui de permettre la marche. Or, cette autorisation qui laisse à l'articulation son fonctionnement, constitue l'une des plus mauvaises conditions pour la cure de l'affection. On ne peut donc admettre l'usage de ces appareils que lorsque le traitement est en quelque sorte terminé, que la guérison est obtenue, qu'il ne reste plus qu'à épargner à la hanche un travail trop grand, des pressions immodérées.

Ce sont tout au plus des appareils de convalescence.

2° *Extension continue dans le décubitus horizontal.* — Cette méthode est applicable à la généralité des cas ; la manière dont on la réalise comprend deux temps, l'extension et la contre-extension.

A. *Extension.* — Le plus simple et le meilleur des procédés est celui que nous devons aux Américains et qui consiste à prendre attache sur le membre à l'aide de bandelettes de tissu emplastique. Il suffit de se procurer du sparadrap, une poulie ou une bobine, une ficelle et un poids.

On taille cinq ou six bandelettes de diachylon de 3 à 6 ou 7 centimètres de largeur, selon le volume du membre malade. Les bandelettes seront d'une largeur suffisante pour être adaptées par leurs deux moitiés opposées aux deux faces externe et interne du membre, depuis le milieu de la cuisse jusqu'aux malléoles, et pour former au-dessous du pied par leur partie moyenne une anse d'environ 10 centimètres de longueur. On les applique de manière à recouvrir entièrement les faces latérales du membre. Puis on les fixe à l'aide d'une bande roulée, ou à l'aide d'une bandelette de diachylon collée en spirale au-dessus d'elles. Les deux bords de l'anse, au-dessous du pied, sont maintenus écartés à l'aide d'un morceau de bois un peu plus large que la plante du pied. Cette précaution simple empêche les malléoles d'être douloureusement comprimées.

Au morceau de bois précédent ou sur l'anse elle-même s'attache une corde qui se dirige vers le pied du lit, passe sur la gorge d'une poulie ou sur une bobine, et porte à son extrémité le poids extenseur. La traction sera faible d'abord, pour qu'elle ne provoque pas de douleur, puis on l'augmentera graduellement, jusqu'à ce qu'elle devienne suffisante pour atteindre son but. Elle ne dépassera pas 4 à 5 kilogrammes pour les enfants, 7 à 8 kilogrammes pour les adultes.

L'extension est en général bien supportée. Cependant quelques accidents, toujours légers, peuvent obliger le chirurgien à modifier le mode d'application des bandelettes. Il arrive parfois, en effet, surtout chez les enfants, que l'emplâtre irrite la peau, produit de l'érythème et même une éruption vésiculeuse. Dans ces cas, on est amené à procéder autrement : on peut appliquer le diachylon sur la peau par la face opposée à la couche emplastique, et l'on roule par-dessus la bande destinée à le maintenir. D'autres conseillent de couvrir la peau avec une bande de flanelle roulée avec soin, puis d'appliquer au-dessus les bandelettes de diachylon, comme dans le procédé ordinaire ; enfin, on se sert encore de bandelettes de mousseline imprégnées de collodion riciné (Bœckel).

B. *Contre-extension.* — Elle présente certaines difficultés d'application ; aussi les chirurgiens ne sont-ils pas d'accord, même sur la nécessité d'un appareil quelconque ; il en est qui se contentent de la contre-extension par le poids du corps. Le corps étant horizontalement étendu fait office d'agent contre-extenseur, à la condition toutefois que la traction ne soit pas trop énergique, qu'elle ne dépasse pas 2 ou 3 kilogrammes. Pour mieux assurer le résultat, on élève le pied du lit de quelques centimètres, afin de placer le tronc dans une situation déclive relativement aux membres inférieurs. De cette manière on obtient certainement un résultat utile, et l'on peut empêcher le tronc de descendre ; mais on n'obvie pas aux inclinaisons latérales du bassin, et l'essai que j'ai fait de cette méthode ne m'a jamais paru satisfaisant.

Je considère que, pour avoir une traction efficace, on doit fixer le bassin par un système de contre-extension. Plusieurs moyens ont été imaginés pour cela. Le plus souvent, on se contente de passer dans le pli de l'aine et dans le sillon cruro-périnéal un coussinet très rembourré recouvert de tissu imperméable, ou mieux un tube de caoutchouc gonflé d'air, dont les extrémités sont réunies au niveau du flanc et sont attachées à un lac, lequel va s'attacher lui-même à la tête du lit. Quelquefois on fixe des lacs contre-extenseurs à une corde qui passe sur une poulie et qui porte un poids de manière à faire une contre-extension graduée.

Il semblerait au premier abord que l'extension dût toujours être faite sur le membre malade ; cependant l'accord n'est pas absolu sur ce point. Lorsque la déviation s'accompagne de raccourcissement réel, l'opinion est unanime, on doit agir sur le côté malade. Mais lorsqu'il y a allongement apparent, c'est-à-dire abaissement du bassin du côté malade, les avis sont partagés. Mayor avait proposé jadis d'appliquer l'extension sur le membre sain et la contre-extension dans l'aine du côté malade, afin de corriger l'inclinaison du bassin, comme on redresse le fléau d'une balance en appuyant sur un plateau en même temps qu'on soulève l'autre (Monod). Mais aucune traction n'étant faite sur le membre malade, ce procédé ne remplit nullement le but de l'extension, comme on doit la comprendre. Volkmann tire à la fois sur les deux membres, mais plus fortement sur le membre malade, ce qui a peut-être l'avantage de fixer les deux membres inférieurs.

C'est sur le membre malade que la traction doit être appliquée, puisque ce sont les surfaces articulaires de la hanche de ce côté dont il faut diminuer la compression réciproque, en annihilant l'action musculaire. On atteindra d'autant plus sûrement ce but qu'on agit directement sur le membre malade d'une part, et qu'en second lieu on aura solidement fixé le bassin de façon à mettre les muscles contracturés ou les organes de résistance aux prises avec les deux forces agissant en sens opposé : l'extension et la contre-extension. On ne se préoccupera pas de la position du membre en abduction, Paschen ayant démontré que la traction est plus efficace dans cette attitude. Donc, la traction doit être exercée sur le membre malade, c'est le premier principe. La contre-extension nous paraît également nécessaire, surtout chez les enfants.

Les essais tentés pour prendre un point d'attache sur le bassin ne donnent pas toujours des résultats parfaits. Il y a d'abord la question des soins de propreté qui n'est pas facile à résoudre. En outre, comme les difficultés pour fixer le bassin sont extrêmes, que cet organe se dévie sans cesse et se dérobe aux effets directs de l'extension, on trouve constamment les sujets dans une mauvaise attitude. Nous avons essayé de parer à ces divers inconvénients en prenant pour point d'application de la contre-extension le thorax, qui maintient directement le bassin par la colonne vertébrale et les parties molles de la paroi abdominale.

L'appareil (V. fig. 34) se compose de deux pièces : une ceinture thoracique bouclée en avant, faite en tissu souple, et un bandage de corps en coutil ou en toile. A la ceinture s'attachent en arrière deux lacs assez longs pour être fixés aux barreaux de la tête du lit ; c'est ce qu'on fait après avoir appliqué la ceinture modérément serrée avec les boucles qu'elle possède. Le bandage de corps est une bande de toile ou d'un tissu résistant, longue de 1 mètre à 1 m. 20 cent. et d'une largeur variable dans son milieu et aux extrémités : de 15 à 18 centimètres au milieu, de 10 à 12 aux extrémités. Ce bandage présente, à une certaine distance du milieu, une fente verticale incomplète ou boutonnière assez grande pour permettre d'y engager une des extrémités du bandage ; cette boutonnière occupe la partie antérieure et médiane, lorsque l'appareil est placé.

On applique ce bandage directement sur la ceinture précédente, le plein étant en arrière ; puis on ramène les deux chefs en avant, et on engage l'un d'eux dans la boutonnière. Les extrémités de ces chefs sont attachées sur les parties latérales du lit à l'aide de courroies. Ce dernier bandage enserre le corps comme la ceinture précédente autour de laquelle il est placé ; on doit le fixer à cette ceinture à l'aide de plusieurs épingles anglaises. La ceinture et le bandage de corps sont alors confondus en une seule pièce. Le but de ces deux ceintures superposées est de former une enveloppe plus complète pour la fixation du thorax. Le bandage de corps porte quatre lacs, tous attachés en arrière

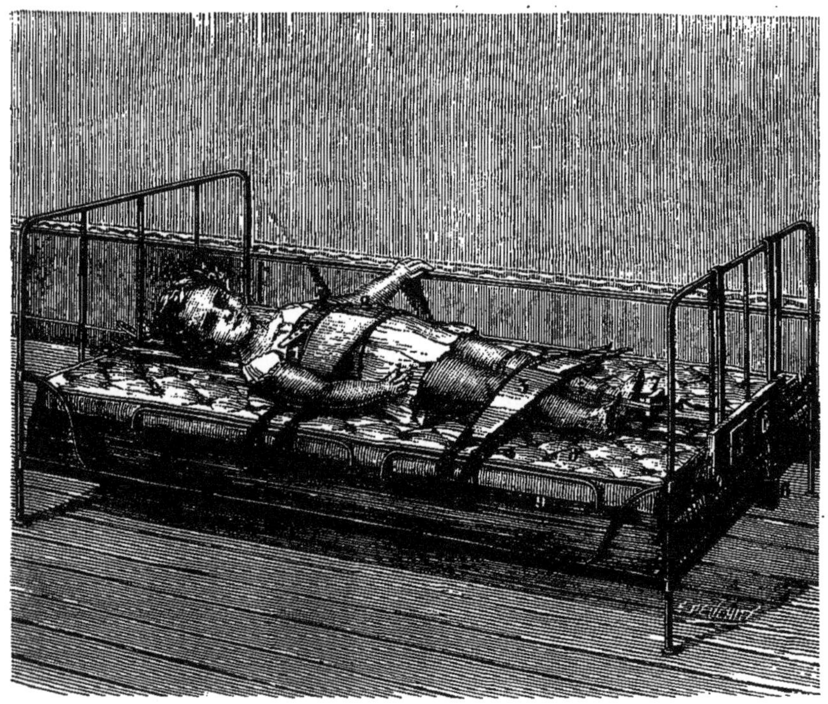

Fig. 34.

sur deux lignes verticales, deux au bord supérieur, deux au bord inférieur. Les lacs supérieurs sont fixés à la tête du lit, les lac inférieurs aux barreaux du pied du lit. Les deux ceintures sont en définitive tenues par six lacs, deux appartenant à la première ceinture, quatre appartenant à la seconde, c'est-à-dire au bandage du corps. Le but de ces lacs multiples est de mieux fixer ces deux pièces de l'appareil. (V. fig. 35, p. 171.) Enfin les deux membres inférieurs sont tenus rapprochés l'un de l'autre par un troisième bandage en toile, moins large, mais confectionné de la même manière que le bandage de corps ; seulement il est inutile de le fixer étroitement.

Le matelas doit être ferme, en crin de préférence, à capitons rapprochés, pour que le poids du corps n'y fasse pas de dépressions. Rien ne s'oppose à ce qu'on élève les pieds du lit, comme on fait quand on supprime tout appareil de contre-extension. Il est préférable d'enlever les oreillers, et de ne laisser que le traversin, de sorte que le malade soit couché bien à plat.

Le poids extenseur doit être variable selon l'âge et selon les cas. Il est bon de commencer par un poids faible, 1 kilogramme par exemple, puis on augmente graduellement jusqu'à atteindre 3, 4 et même 5 kilogrammes. On ne va pas plus loin pour les enfants. Un adulte peut supporter facilement 6 et 7 kilogrammes. On se laissera du reste guider par la douleur et par les effets obtenus. La cessation de la douleur doit être complète, et d'autre part, on suivra la détente de la contracture par la récupération progressive des mouvements articulaires. Telle est la base de la juste mesure au point de vue de la traction à exercer.

L'appareil assure la contre-extension d'une manière très suffisante. En effet, le bassin maintenu par le thorax et le rachis conserve sa place normale dans le tronc étendu; son attitude n'est défectueuse alors que par rapport au membre malade. Or, comme il est fixé par en haut et que, d'autre part, on tire sur ce membre, les effets de la traction doivent se concentrer sur les moyens d'attache du membre, c'est-à-dire sur les muscles pelvi-trochantériens et l'appareil ligamenteux de la jointure. L'application des deux forces extensive et contre-extensive en ce point est en définitive le but cherché.

La région de la hanche étant entièrement à découvert, la surveillance de la correction de l'attitude est très facile, et on peut la confier même aux personnes préposées aux soins de chaque jour. L'examen de l'articulation au point de vue de ses mouvements peut être fait sans aucun dérangement. Les pièces de l'appareil sont d'une confection si simple et si peu coûteuse que les familles peuvent le faire elles-mêmes et le renouveler de temps en temps. Il est enfin à l'abri de toute malpropreté.

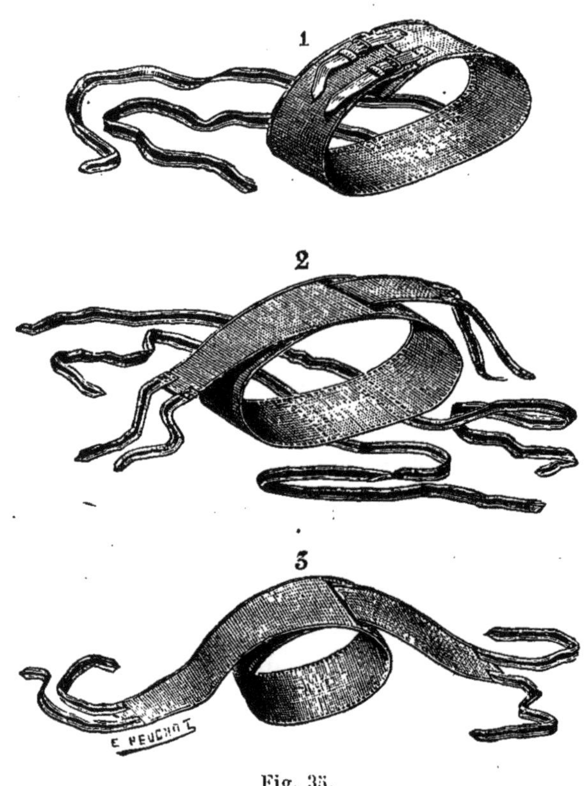

Fig. 35.

Il est important que le matelas soit directement placé sur une planche, en proportion comme largeur, et de bonne épaisseur. On transporte alors le malade fixé dans son appareil, avec la plus grande facilité, d'une pièce à l'autre de l'appartement, au dehors, sur une petite voiture, dans un wagon de chemin de fer, etc.

Enfin, je ne crois nullement fondée la crainte d'une gêne respiratoire par les deux bandages de corps superposés qui s'appliquent sur le thorax ; et à cet égard une assez longue expérience ne m'a rien appris de défavorable. Sur deux sujets atteints de coqueluche, il a été parfaitement toléré, et l'un d'eux dont il a été question d'ailleurs, a trouvé immédiatement le bénéfice de l'extension continue par un soulagement rapide de douleurs violentes réveillées par les accès de toux.

Durée de l'extension continue. — On ne peut déterminer que très approximativement la durée de ce traitement. Ce sont de longs mois et même des années.

Aucun relâchement n'est permis avant que l'on n'ait reconnu une guérison complète. Du côté de la hanche il faut que tout symptôme ait disparu, qu'il n'y ait aucune menace de complication, que l'indolence soit absolue depuis longtemps, que les mouvements ne soient nullement douloureux dans les limites qu'ils ont gardées, ou que l'ankylose soit complètement organisée. Celle-ci peut survenir tardivement, alors que les mouvements ont persisté avec une certaine étendue pendant la plus grande partie du traitement. Cette ankylose terminale se fait par retrait des tissus fibreux qui succèdent à la transformation des fongosités. Mais alors la position du membre est bonne, c'est-à-dire à peu près rectiligne, ou dans une très légère flexion ; la terminaison par ankylose doit être considérée comme une issue heureuse. On doit pourtant tenter encore la conservation du mouvement en augmentant l'intensité des tractions ; il serait imprudent de se livrer à des manœuvres de mobilisation.

Quand la coxotuberculose est en voie de guérison, l'état général devient meilleur encore ; le temps est venu alors de se relâcher de la rigueur du traitement. Il n'y a plus de raison de faire des tractions aussi intenses. On se bornera à des tractions intermittentes, quelques heures par jour, ou seulement durant la nuit.

Dans certains cas, la correction produite par l'extension

continue reste incomplète; l'abduction surtout est difficile à faire disparaître; on y songera de bonne heure. En combinant des lacs, des coussins, en employant toutes sortes de moyens accessoires, on arrivera le plus souvent à un résultat satisfaisant à cet égard.

Combinaison du redressement brusque et de l'extension continue. — Si le traitement n'a été institué qu'à une période déjà avancée de la maladie, il peut arriver que par l'extension continue on n'amène qu'un faible degré de redressement, et c'est à peine si l'on obtient quelques mouvements. Cependant il ne faut pas se décourager dès l'abord; souvent en insistant sur l'extension, on parvient peu à peu à rectifier la position et à enrayer la marche des lésions. Mais si la déviation reste stationnaire à un degré très marqué, si on juge qu'elle tient exclusivement aux rétractions fibreuses, si la contracture ne joue qu'un rôle accessoire ou nul, on est conduit à recourir au chloroforme, à pratiquer le redressement brusque comme dans la méthode de Bonnet; après quoi on applique l'extension continue, afin de maintenir la bonne attitude que l'on vient de conquérir. L'extension continue n'a véritablement aucun inconvénient, elle n'est la source d'aucune complication. Car l'érythème qui survient quelquefois sous le diachylon n'est d'aucune importance; on y remédie très facilement. On a dit qu'il se produisait assez souvent, sous l'influence des tractions, un certain degré de relâchement du genou. Le fait est vrai, mais ce relâchement guérit dans la suite, et on peut l'éviter en faisant les tractions directement sur la cuisse.

En résumé, l'extension continue est la méthode de choix de la deuxième période de la coxotuberculose. Son principe tout autre que celui de l'immobilisation dans les gouttières et dans les appareils inamovibles, s'accorde avec la possibilité de quelques mouvements assez étendus, même pendant la durée du traitement. A ce point de vue, il semblerait que cette méthode, moins antiphlogistique que l'immobilisation, lui fût inférieure; mais le danger sur ce point est infiniment moins sérieux que du côté de l'ulcération compressive, source des déformations articulaires persistantes et d'altérations progressives. Là est le principal écueil de l'affection, et l'immobilisation n'y peut rien. Seule, l'extension a le moyen de la combattre. Elle conduit à la guérison un grand nombre de coxotuberculoses. Nous ne voulons pas encore appuyer cette proposition par des statistiques, nous bornant à remarquer que les succès sont d'autant plus nombreux et plus légitimes qu'on agit à une période plus rapprochée du début.

TRAITEMENT DES ABCÈS FROIDS

Les abcès froids constituent une complication des plus sérieuses et de nature à modifier parfois le traitement commencé ; ils imposent, au surplus, des indications spéciales et variables selon leur origine, leur siège et leur marche. Laissant de côté pour un instant les abcès ganglionnaires, nous n'envisageons que les abcès dits symptomatiques, communiquant ou non avec la jointure.

A. *Abcès symptomatiques.* — On doit distinguer, à l'égard du volume, les abcès petits, de la grosseur d'un marron, d'une pomme, et profondément placés, des abcès dont les dimensions sont considérables et à poches multiples; au point de vue du siège, les abcès cruraux ou fessiers, des abcès pelviens.

Lorsqu'un abcès commence à poindre ou qu'il est de petit volume, il se traduit à peine par la fluctuation et le gonflement, le traitement ne comporte pas encore d'indications spéciales. Il n'est pas rare de voir l'abcès, sous l'influence du repos et de l'extension continue, diminuer de volume et se résorber peu à peu; j'ai observé un certain nombre de fois cette heureuse terminaison. Je pourrais citer, entre autres, le cas d'une coxotuberculose déjà ancienne que j'étais chargé de soigner en même temps que mon collègue Gombault. Il s'était formé un abcès d'un certain volume, mais qui ne menaçait pas encore de s'ouvrir; le membre fut soumis à une traction continue, l'abcès ne tarda pas à se résoudre, et il n'a pas reparu depuis un an.

Au cas où l'extension ne suffit pas pour redresser le membre, la question du redressement brusque se pose. Or, l'existence d'un abcès froid pour Verneuil et Dhourdin contre-indiquerait ce mode d'intervention. Tel n'est point mon sentiment; le malade doit être endormi, et le membre redressé par la méthode de Bonnet. Rien ne m'a montré jusqu'à présent qu'il survienne ensuite une poussée inflammatoire sérieuse. Sans doute, les cas dans lesquels on agit ainsi ne sont pas de ceux qui promettent ordinairement la résorption des abcès. Mais dans tous les cas, le redressement est obtenu; il est maintenu par l'extension, et plus tôt le membre est mis en bonne position, plus il y a de chances d'une heureuse issue.

On observera l'abcès lui-même, et on ne prendra pas de parti, s'il reste stationnaire; à plus forte raison, s'il paraît diminuer de volume. Mais s'il s'accroît, ou bien si la première fois qu'on est appelé à le traiter, il est déjà volumineux, on doit décider l'intervention. Autrefois, sous l'empire de la crainte, justifiée d'ailleurs, qu'inspirait l'ouverture des abcès froids, on s'abstenait le plus longtemps possible ; on laissait l'abcès s'ouvrir spontanément. On assistait souvent alors au spectacle d'abcès prenant un développement considérable, occupant parfois toute la cuisse, présentant des poches multiples, dans deux ou trois régions, etc. En présence d'aussi graves désordres, l'expectation serait une faute, et même au prix de quelques risques on doit tenter une intervention, au lieu d'attendre de pareilles extrémités.

Une première série de moyens s'adresse à l'abcès luimême; ce sont ceux que nous aurons en vue dans ce paragraphe. Ce sont : 1° la ponction simple, 2° la ponction suivie d'injection modificatrice, 3° l'ouverture antiseptique et le grattage avec ou sans extirpation des foyers initiaux.

Pour faire la ponction simple, on doit se servir d'un trocart assez volumineux, afin de ne pas voir la canule bouchée par les grumeaux. Tantôt on se contente de la ponction seule avec ou sans aspiration, tantôt on pratique en même temps un lavage antiseptique. La méthode est presque toujours insuffisante, purement palliative et parfois suivie d'accidents, si les préceptes de l'antisepsie ne sont pas rigoureusement observés. En général la ponction ne vide pas complètement le foyer des grumeaux, des dépôts de matière tuberculeuse qu'il contient. Il n'est pas rare non plus qu'une petite quantité de sang s'épanche dans la cavité de l'abcès par la plaie du trocart ; de là un léger mouvement inflammatoire consécutif. En peu de temps, l'abcès a repris le même volume et la même tension qu'auparavant. Il est vrai que souvent aussi on vide l'abcès sans qu'il se produise aucune trace de réaction. Mais, au résumé, la résorption du contenu jointe à l'adhérence des surfaces de la paroi, c'est-à-dire la guérison, n'est presque jamais obtenue par la ponction.

Autrefois Boinet (1849) eut l'idée de modifier la paroi des abcès froids au moyen d'injections iodées. A la suite de la ponction il introduisait dans le foyer une certaine quantité de teinture d'iode mitigée par un mélange en parties égales d'eau et d'une certaine quantité d'iodure de potassium pour maintenir la solution. Ces injections modificatrices, répétées un certain nombre de fois, ont donné parfois des succès remarquables. Mais, comme il survient assez souvent des complications inflammatoires, et que l'ouverture devient et reste fistuleuse, la méthode de Boinet, qui constituait un progrès pour l'époque, est aujourd'hui tombée en désuétude.

Récemment on a modifié le procédé des ponctions et des injections, en se servant d'iodoforme au lieu de teinture d'iode.

En Allemagne, Mikulicz, Billroth, Fraenkel se servent d'un mélange d'iodoforme et de glycérine. En France, Verneuil, suivant la pratique de Mosetig (de Vienne), emploie une solution d'iodoforme dans l'éther à 5, 6, 8, 10 pour 100. Le but que se proposent ces chirurgiens est de détruire les propriétés virulentes de la membrane tuberculeuse qui entoure l'abcès. L'exécution de la méthode est simple : on vide l'abcès de son contenu avec un trocart n° 3 au moins, et il n'y a pas d'inconvénient à laisser une petite quantité de pus dans la poche. Ensuite, on injecte entre 30 et 80 grammes de solution iodoformée suivant l'étendue de la poche, soit 2 à 5 ou 6 grammes d'iodoforme. Chez les enfants, on ne doit pas dépasser 2 à 3 grammes. Immédiatement après l'opération, la cavité se tend, devient sonore, remplie qu'elle est par les vapeurs d'éther. L'iodoforme se répand sur la surface de l'abcès et se dépose peu à peu, à mesure que l'éther disparaît et se vaporise. Dans les petits abcès du volume d'une orange, on pourrait sans danger employer une solution saturée à 16 ou 17 pour 100 environ.

On ne peut être définitivement fixé sur les résultats obtenus par cette méthode. Verneuil rapporte un certain nombre de guérisons et d'améliorations considérables, après une ou plusieurs injections. Pourtant il convient de garder une certaine réserve sur la valeur de ce procédé, car il n'est nullement démontré que l'iodoforme soit un médicament spécifique.

Dans les cas où l'abcès progresse, il est préférable de prévenir l'ouverture spontanée par l'incision large, faite avec les précautions antiseptiques, et de pratiquer le curage de la poche. Mais c'est ici qu'il importe de faire des distinctions selon le siège.

Les abcès cruraux et fessiers sont faciles à atteindre. On les ouvre largement par une seule incision, ou bien, si la poche a des diverticules, on fait une contre-ouverture dans un point déclive. Ensuite on vide la cavité avec soin, et on fait l'extirpation de la paroi à l'aide de la curette. On profite en même

12

temps des incisions pour aller à la recherche de la source du pus, c'est-à-dire de la lésion osseuse ou articulaire, mais on ne la découvre pas toujours. Lorsque l'abcès est indépendant, ou ce qui est plus fréquent, lorsque l'origine est très profonde et dissimulée, on peut se contenter d'un curage exact, puis on panse avec l'iodoforme, on draine avec soin et on réunit par des sutures une partie de la section cutanée. Pendant la période des pansements, on ne doit pas négliger l'extension continue.

Une fois les incisions évacuatrices pratiquées, le doigt découvre souvent un orifice profond, tantôt petit et irrégulier, tantôt plus large et direct. Il conduit, dans l'un et l'autre cas, soit dans l'articulation, soit sur une portion osseuse extra-articulaire malade. Il est indiqué alors de faire plus, et de transformer l'opération précédente incomplète en une opération plus complète et plus radicale. Si les foyers osseux sont extra-articulaires, on y pénètre avec la curette et la gouge, on en fait le raclage et l'extirpation.

La même conduite doit être tenue pour les lésions intra-articulaires. Après avoir élargi l'ouverture de communication, on procédera à l'examen méthodique des surfaces osseuses. On enlèvera les parties atteintes, quelles qu'elles soient, et on ne doit pas oublier que la tête du fémur comme les bords du cotyle altérés sont mous et friables, qu'on les entame avec la plus grande aisance, et que tout se borne pour la facilité des manœuvres à se donner une place suffisante par les incisions extérieures.

A cet égard, le siège des incisions n'a pas l'importance qu'on cherche à lui donner dans les procédés de résection ordinaire. Il importe peu pour l'avenir du malade, dans le cas particulier de la coxotuberculose, que l'incision occupe une place ou une autre, et qu'elle ménage les muscles, attendu qu'un tissu cicatriciel résistant constitue plus tard, au point de vue fonctionnel, un appui tout aussi solide que les muscles.

Puis, il y a cette circonstance majeure que les muscles sont déjà plus ou moins intéressés et détruits par l'abcès et les fongosités. Les incisions des abcès comprises de la sorte, variables suivant leur siège, peuvent donc conduire à une résection partielle ou totale, y compris l'extraction des séquestres et l'abrasion des fongosités articulaires [1].

Les abcès pelviens ossifluents occupent le plus souvent la fosse iliaque interne, quelquefois le petit bassin, et dans certaines circonstances, plusieurs régions à la fois. Envisageons d'abord les abcès de la fosse iliaque. Ceux-ci forment deux groupes : un premier commun à la fosse iliaque et à la cuisse, un autre exclusivement iliaque.

Les abcès communs à la cuisse et au bassin, ou en bissac, se sont formés de bas en haut; la collection primitivement inguinale ou fessière a remonté dans le bassin au-dessous du ligament de Poupart, par la grande échancrure sciatique; ce sont des abcès récurrents. La conduite à tenir est la même que pour les abcès cruraux. Après avoir largement ouvert la collection à la région fémorale ou fessière, on racle avec précaution le diverticule iliaque, on y place un drain, le tout antiseptiquement. Dans un cas où le drain était serré, Haberern a creusé une rigole osseuse pour le loger. On ne doit pas craindre de pratiquer des contre-ouvertures là où la chose est jugée utile, fût-ce sur la paroi abdominale, pour atteindre l'abcès iliaque.

La deuxième variété des abcès de la fosse iliaque, celle qui est exclusivement limitée à cette région, a son origine dans une lésion du fond du cotyle, et son traitement se confond avec celui des abcès du petit bassin. — Par leur développement, en effet, les abcès du petit bassin gagnent tantôt le périnée, tantôt la fosse iliaque interne. Les incisions devront donc être prati-

1. Consulter mon mémoire *sur les Abcès froids et la Tuberculose osseuse*, Paris, 1881, et un autre mémoire *sur la Tuberculose osseuse et articulaire*, dans les Bulletins et Mémoires de la Société de chirurgie, 1882, p. 491.

quées dans l'une ou l'autre de ces régions, car ce n'est que là qu'on peut les atteindre.

Mais qu'on ne s'y trompe pas, le grattage de la paroi et surtout l'extirpation de la lésion osseuse sont difficiles à exécuter, impraticables même le plus souvent. C'est alors qu'on doit penser à la résection totale de la hanche suivie de la perforation du cotyle et du placement d'un drain par le fond du cotyle, jusque dans la cavité pelvienne. Nous verrons plus loin que la résection est encore la seule méthode convenable pour ces vastes foyers qui occupent plusieurs régions à la fois.

B. *Abcès ganglionnaires.* — On doit considérer les abcès froids tuberculeux et les abcès chauds ou adéno-phlegmons.

Les abcès froids ganglionnaires sont souvent multiples et rarement volumineux ; nous avons montré leur formation dans les masses ganglionnaires tuberculeuses, et nous avons fait remarquer que les ganglions iliaques en sont beaucoup plus fréquemment le siège que ceux du pli de l'aine. Pour ces motifs, on est rarement appelé à les traiter directement. Ils ne comportent pas d'ailleurs d'autre traitement que les abcès froids ordinaires. Quand ils ont un certain volume, s'ils sont faciles à atteindre, il est indiqué de les ouvrir, et si on ne peut décortiquer la paroi, de laisser un drain pendant qu'on fera ultérieurement des pansements iodoformés.

L'adéno-phlegmon exclusivement inflammatoire me semble si rare dans la coxotuberculose, qu'on doit se demander si son existence n'est pas liée à celle de foyers tuberculeux ganglionnaires autour desquels l'inflammation aurait pris un caractère prédominant : je n'ai observé qu'une fois un de ces adéno-phlegmons au pli de l'aine.

L'ouverture de l'abcès est ici fort légitime, et elle ne sera pas trop retardée dans la crainte d'une propagation inflammatoire au péritoine ou dans les régions voisines.

RÉSECTION DE LA HANCHE

Avant de poser les indications de la résection de la hanche et de porter un jugement sur les applications qu'on en a faites, il est bon de rappeler un principe d'Ollier qui sera justifié plus loin. La coxotuberculose peut guérir sans intervention chirurgicale, et, parmi les modes de guérison, celui qui se fait par ankylose en bonne position est préférable aux meilleurs résultats de la résection. On pourrait d'après cela dire avec Le Fort (1860) que la résection de la hanche « n'est pas un moyen de traitement que l'on soit autorisé à appliquer dans la généralité des cas : c'est une opération de nécessité qui convient à des cas graves, quand la vie est en danger et que la constitution épuisée du sujet ne peut pas faire les frais de la réparation des lésions de la hanche ».

A mon tour, je présenterai comme règle de chercher la guérison par les procédés que nous avons passés en revue avant de recourir d'emblée à une opération grave.

La pratique de la résection de la hanche ne remonte pas au delà de notre siècle. Déjà cependant on avait rapporté un certain nombre d'observations dans lesquelles on avait ouvert l'articulation en se contentant d'extraire des séquestres devenus libres. Tels sont les cas de Schlichting (1730), de Vogel (1771), de Kirkland (1780), de Hoffmann (1782), de Schmalz (de Pirna) (1817). Proposée par Ch. White (de Manchester) (1769), et en France par Vermandois (1786), la résection fut exécutée pour la première fois par A. White (de Westminster) en 1821. Le malade guérit de la lésion locale, assez complètement pour marcher sans bâton. Il succomba cinq ans plus tard à la phthisie pulmonaire, et la pièce a été conservée au musée du collège des chirurgiens de Londres.

Pendant vingt ans, l'opération de White ne fut pas admise généralement : car jusqu'à Fergusson on ne trouve qu'une dizaine d'observations anglaises et allemandes. Fergusson la fit accepter en Angleterre, après 1845. En France, les premières opérations furent malheureuses, et ce n'est guère qu'après le *Mémoire* de Le Fort (1860) que la résection entra dans la pratique. D'après la statistique de Le Fort, sur 48 faits complets, recueillis dans les hôpitaux de Londres, on compte 32 guérisons complètes, soit 62,5 pour 100; 15 morts et une récidive, soit 32,4 pour 100 de mortalité.

Presque tous ces faits portaient sur des enfants et des adolescents; 6 malades seulement avaient dépassé vingt ans, et parmi eux il y eut 3 morts et 3 guérisons. Ces résultats sont trop favorables, car Le Fort, ajoutant les faits incomplets, a corrigé lui-même sa statistique de la manière suivante : 59 opérations, 30 guérisons, 29 insuccès.

Richard Good (1869) a continué la statistique de Le Fort, en écartant les faits non suivis, ceux de guérison incomplète, ceux où la tête du fémur a été extraite comme séquestre; il relate les résultats suivants : 112 opérations; 52 guérisons, soit 46,43 pour 100, et 60 morts, soit 53,57 pour 100.

Jacobsen a fourni une statistique plus nombreuse comprenant 250 opérations. Guérisons, 41,2 pour 100; mortalité, 58,8 pour 100.

Puis, comparant les résultats opératoires à une autre statistique composée de faits où l'on n'a pas réséqué, il a relevé 63 cas sans opération : 26,98 guérisons pour 100, et 73,2 morts pour 100. Le parallèle entre les deux statistiques donne l'avantage à la résection.

La statistique de Volkmann est beaucoup plus heureuse, puisque sur 48 cas il n'a eu que 4 morts, soit 8,33 pour 100 (1873-1877). Mais il ne faut pas oublier que Volkmann est partisan de la résection hâtive.

Pooï (de New-York) (1883) rapporte 18 cas dans lesquels la maladie était à une période avancée au moment de l'opération. L'arthrite était suppurée, et on avait antérieurement traité l'affection par des appareils mécaniques. Sur 18 cas, il y a 11 morts, 2 résultats incomplets et 5 guérisons.

Ollier (*Rev. chir.*, 1881) fournit également les résultats de 18 opérations ; il n'a eu que 6 morts, soit 33,33 pour 100.

Enfin, E. Bœckel, au congrès de chirurgie (1885), a produit une statistique de 32 cas, dont 24 guérisons et 8 morts, ce qui réduit la mortalité à 25 pour 100.

Tous ces renseignements concourent à démontrer que la résection de la hanche, malgré des résultats plus heureux obtenus depuis l'application de la méthode antiseptique, reste encore une opération grave ; sa gravité augmente surtout lorsqu'il y a complication d'arthrite suppurée, c'est-à-dire avec l'ancienneté de l'affection. Cela explique pourquoi, en Allemagne et en Angleterre, on a préconisé, depuis quelques années, les résections dites *précoces*, c'est-à-dire faites avant la suppuration, au moment où les accidents prennent une forme qui la rend imminente. Il se comprend sans peine que les résultats opératoires soient très supérieurs à une époque hâtive. Il y a moins de morts, d'une part, et, de l'autre, le rétablissement des fonctions du membre se fait d'une manière plus satisfaisante. Nous avons déjà dit que Volkmann, sur 48 opérés, n'avait perdu que 4 malades, et Bœckel, plus récemment, pense que la résection précoce n'est pas plus grave que l'expectation, et qu'elle donne chez les enfants d'aussi bons résultats fonctionnels. Chez l'adulte, la résection est infiniment plus grave.

Cependant, il y a déjà quelques années, Holmes en Angleterre, Gibson et Fayette Taylor en Amérique, réagissaient contre l'engouement dont la résection de la hanche avait été l'objet, et préconisaient la méthode conservatrice. Tel est aussi mon sentiment ; l'absence de suppuration est d'après moi une contre-indication absolue à la résection, attendu que les procédés de la méthode conservatrice, surtout l'extension continue, donnent des résultats pour le moins aussi favorables, sinon supérieurs, sans faire courir aucun risque opératoire.

Il n'est pas facile de déterminer avec précision l'époque à laquelle la coxotuberculose ne peut plus guérir par les procédés de conservation, et par suite de fixer le moment où l'intervention devient nécessaire. Toutefois la règle d'écarter toute tentative opératoire avant la suppuration n'en subsiste pas moins.

Lorsqu'il y a complication d'abcès ouverts ou non ouverts, la proposition allemande, de Vogt, Eulenburg, Leisrinck, de réséquer immédiatement est-elle plus acceptable? Pas dans tous les cas, certainement. D'abord, il y a parmi ces faits des exemples peu nombreux, il est vrai, mais réels, où l'abcès se résorbe en même temps que l'affection évolue vers la guérison. Il en est d'autres dans lesquels les abcès s'ouvrent spontanément et dont la cure s'obtient sans opération.

Au surplus, tous ces abcès ne se ressemblent pas ; les uns sont facilement accessibles et peuvent être l'objet d'une extirpation avec résection partielle, tentative heureuse qui sera suivie de succès. D'autres, au contraire, sont volumineux et à loges multiples ; ils occupent à la fois la cuisse, la fesse et le bassin ; ils existent chez des sujets qui n'ont pas suivi de traitement ou qui ont été imparfaitement soignés. Ils s'accompagnent d'altérations osseuses dont on apprécie aisément la gravité : ulcérations de l'os iliaque, déplacements fémoraux ; il y a, en un mot, une destruction étendue de l'articulation et des désordres avancés dans les parties molles périphériques. Ces cas relèvent, à mon sens, directement de la résection.

On doit y recourir non pas seulement à une époque tardive, où les choses sont parvenues à ce point, mais dès qu'on juge du progrès de l'affection, après l'apparition des abcès. Dans ces conditions, la résection se présente avec des chances et des résultats moins brillants, sans nul doute, que lorsqu'elle est faite hâtivement, mais elle offre encore des gages suffisants et supérieurs, en tout cas, à la méthode d'abstention.

A plus forte raison, trouve-t-elle des indications plus pressantes chez les sujets qui portent des fistules, qui s'épuisent par la suppuration, etc.

On voit, d'après cela, qu'il y a une juste mesure à garder entre la précipitation des chirurgiens qui opèrent prématurément pour obéir à une règle formulée à l'avance et sans fondement, alors que la maladie peut guérir par la méthode conservatrice, et un atermoiement indéfini qui fait attendre pour intervenir que la vie soit compromise.

Au surplus, il y a lieu de tenir compte aussi d'un certain nombre de considérations qui ne sont plus tirées de l'état local. D'abord, l'âge du sujet n'est nullement indifférent. Chez les enfants, d'une part la guérison spontanée est plus facile à obtenir avec de bonnes conditions hygiéniques, un traitement bien conduit, et d'autre part la résection, si l'on y est amené, guérit mieux. Dans un âge plus avancé, la mortalité à la suite de la résection devient énorme, 76 pour 100 de 20 à 50 ans (Le Fort, Good). Bœckel constate également la gravité extrême de la résection chez l'adulte.

Certaines lésions viscérales, comme un foie volumineux, un début de tuberculose pulmonaire, certains troubles symptomatiques, comme la diarrhée, l'albuminurie, augmentent singulièrement le danger d'une intervention chirurgicale déjà grave, sans constituer pourtant une contre-indication absolue. A un degré léger, les symptômes de tuberculose viscérale céderont peut-être encore après la suppression du principal foyer d'infection. Ainsi la phthisie pulmonaire tout à fait à son début, lorsqu'on ne fait que la soupçonner, n'empêche pas d'opérer; mais si elle est bien accusée, elle contre-indique toute opération.

En cela, je suis d'accord avec la règle posée par Le Fort. Pour beaucoup de chirurgiens la lésion pulmonaire est une contre-indication absolue, l'opération étant capable d'accélérer sa marche; d'autres professent une opinion contraire. Ni l'une ni l'autre de ces opinions ne font loi. Si d'un côté il y a tout à craindre d'une opération pratiquée chez un coxalgique dont la vie est encore menacée par d'autres lésions irrémédiables comme des cavernes pulmonaires, il ne faut pas d'un autre côté qu'un début d'infection pulmonaire arrête le chirurgien. Le foyer de la hanche une fois enlevé, le malade aura plus de chances de guérir de sa tuberculose pulmonaire.

La conduite à tenir est un peu différente dans la pratique civile de ce qu'elle est à l'hôpital. Si des parents riches peuvent mettre un enfant dans les meilleures conditions d'hygiène, lui donner tous les soins convenables, il y a beaucoup à espérer de la méthode simple de conservation. A l'hôpital, au contraire, où les ressources de tout genre sont restreintes, où les enfants arrivent déjà épuisés par la misère et le manque de soins, on sera plus souvent amené à intervenir.

Résultats fonctionnels de la résection. — La réparation de la hanche réséquée se fait par ankylose ou par pseudarthrose. Leisrink n'avait trouvé l'ankylose que deux fois sur soixante-six cas, Bœckel l'a constatée huit fois sur vingt-trois cas ; c'est une ankylose fibro-osseuse. Les surfaces de section sont réunies par une sorte de col ligamenteux, et certaines autopsies témoignent de ce mode de réparation. Ollier, en expérimentant sur des chiens, a constaté qu'il n'y a jamais d'ankylose, si on enlève seulement la tête fémorale. Le col est alors reçu dans la cavité cotyloïde ; son extrémité libre joue le rôle de tête, l'articulation est reproduite dans son type normal. Mais si on a enlevé la tête et le col à sa base, ou si on a pratiqué la section du fémur au-dessous du grand trochanter, il se fait par la capsule un ligament fibreux qui joue le rôle de col ligamenteux ; le bassin attaché à ce ligament s'abaisse.

Il n'est pas douteux que chez l'homme les phénomènes soient tout autres à cause des altérations pathologiques des os. L'observation indique que le petit trochanter vient se loger dans la cavité cotyloïde, où il constitue un point d'appui solide ; c'est là une issue favorable. Les cicatrices extérieures, quelle que soit l'étendue des plaies opératoires, n'apportent pas d'obstacle au fonctionnement du membre. Aussi n'a-t-on pas à ménager l'étendue des incisions. En général, le bassin est solidement attaché au fémur.

Après la résection, le malade guéri marche d'habitude facilement. Un de mes opérés était imprimeur; il marchait ou se tenait debout toute la journée, sans éprouver de gêne ni de fatigue particulière. Il a succombé plus tard à la phthisie pulmonaire. Le Fort rapporte que 27 opérés guéris pouvaient tous marcher, les uns sans appui, d'autres avec une canne, un seul avait besoin de béquilles. Une chaussure élevée était en tout cas nécessaire. Good, sur 52 opérés guéris, compte 42 cas dans lesquels la marche était possible; 19 d'entre eux n'avaient nul besoin d'appui, 9 prenaient une canne, et 5 des béquilles. Il n'est pas question de ce qu'il est advenu des 9 autres. On voit, en résumé, que les résultats fonctionnels de la résection de la hanche sont satisfaisants.

Le membre opéré est toujours diminué de longueur; le raccourcissement dans quelques cas est à peine sensible, il n'est que de 2 ou 3 centimètres, mais il atteint parfois 7, 8, 9 centimètres. Si la section a porté immédiatement au-dessous de la tête fémorale, et qu'il s'agisse d'un adolescent ou d'un adulte, le raccourcissement est minime, de 2 à 4 centimètres environ.

Ollier, mesurant à différents âges la distance qui sépare le trou nourricier du fémur du sommet de la tête de cet os, est arrivé à ce résultat que depuis l'âge de trois ans jusqu'à la fin de la croissance le fémur s'allonge de 8 à 9 centimètres en moyenne par son extrémité épiphysaire supérieure. Donc la résection produisant un arrêt de l'allongement de l'os, amènerait un raccourcissement d'autant plus considérable que l'opéré serait plus jeune; ce raccourcissement pourrait atteindre 8 ou 10 centimètres. Il semble toutefois que certains faits cliniques de Sayre et de Holmes soient en contradiction avec l'opinion d'Ollier, et que l'arrêt de la croissance en longueur se soit trouvé moindre que ne le fait prévoir la théorie.

Pendant la station et la marche, le raccourcissement est corrigé dans une certaine mesure par l'inclinaison du bassin, par l'abduction du membre et la déviation de la colonne vertébrale.

Procédés opératoires. — Ce n'est pas ici le lieu de rappeler les procédés opératoires qui sont minutieusement exposés dans les traités spéciaux. Mais il importe de savoir que l'on n'a pas toujours à faire une opération parfaitement réglée d'avance dans tous ses temps. Ainsi, l'étendue des portions osseuses à enlever ne peut être déterminée avec précision avant qu'on ait mis les lésions à découvert. Le seul précepte à suivre en pratique est de réséquer toutes les parties profondément altérées du côté du fémur et du côté de l'os iliaque. Dans certains cas où l'on avait pu faire d'avance par le toucher rectal et par la palpation abdominale le diagnostic d'un abcès pelvien, on a été conduit à perforer le fond du cotyle, à drainer par cette voie l'abcès intérieur. Barwell, Ollier, Cazin ont rapporté des observations de ce genre.

Les os à réséquer sont, en général, mous et friables ; l'emploi de la scie n'est pas nécessaire, la curette tranchante et la gouge à main suffiront presque toujours. On commence par décortiquer le col fémoral, puis on enlève par portions le tissu osseux malade ; on attaque aussi le cotyle, s'il en est besoin. On racle les fongosités partout où l'on en découvre.

L'emploi de la méthode antiseptique est de rigueur ; elle a réduit la mortalité dans des proportions très notables ; les statistiques récentes sont démonstratives à cet égard. Celle de E. Bœckel mentionne 8 morts sur 32 cas, et sur les 24 guérisons obtenues il importe d'observer que six fois il y avait un abcès de la fosse iliaque, et trois fois l'urine était albumineuse.

A la suite de la résection de la hanche, les malades succombent soit aux suites de l'opération, soit plus tard aux progrès de la tuberculose. Sur 60 insuccès (statistique de Good), la mort est survenue 10 fois dans la première semaine, 26 fois dans le premier mois. Le reste a survécu plus ou moins longtemps. Les principales causes de mort ont été : l'épuisement (22 cas), la phthisie (10 cas), la pyohémie (5 cas), les fusées purulentes (4 cas), la diarrhée (3 cas), etc.

TRAITEMENT DES ANKYLOSES DANS LA COXOTUBERCULOSE

Lorsque la guérison spontanée s'est effectuée dans une mauvaise position, et qu'en même temps la santé générale est rétablie depuis longtemps, on peut être appelé à faire la correction de l'attitude en vue de rendre au membre le fonctionnement nécessaire à la station et à la marche.

Chez un sujet guéri avec une ankylose angulaire très prononcée par exemple, on peut opérer le redressement ; mais les difficultés à vaincre et les procédés d'exécution varieront selon les cas. Si l'on est en présence d'une ankylose fibreuse dont la résistance n'est pas trop grande, on pourra recourir au redressement simple. Le malade étant endormi, le chirurgien assisté par des aides qui maintiennent le bassin fait le redressement brusque, comme dans la méthode de Bonnet, puis il applique un appareil d'immobilisation comme la gouttière ou un appareil inamovible.

Le résultat de cette intervention est généralement favorable. Verneuil a exprimé la crainte que le traumatisme chirurgical porté sur le terrain dangereux de l'arthrite, ne soit de nature à réveiller le processus pathologique dont on a obtenu avec grand'peine la rétrocession. Sans doute, il y a une part de vérité dans cette appréhension. Mais elle ne doit pas être exagérée, et l'importance du résultat à obtenir l'emporte, en général, dans le calcul des indications. On doit redresser les ankyloses de la hanche surtout quand un redressement simple le permet.

En général, les cas sont plus complexes et plus difficiles ; l'ankylose est très serrée, compliquée de déformations articulaires ; la soudure est osseuse : l'intervention doit prendre un caractère plus sérieux ; on a le choix entre trois méthodes principales : la rupture de l'ankylose, c'est-à-dire du col fémoral, l'ostéotomie, la résection.

1° La *rupture* du col fémoral dans l'ankylose osseuse ou fibro-osseuse serrée, pratiquée anciennement par Nélaton et Desprès père, est une bonne opération. C'est à elle qu'on doit recourir en premier lieu. Sur 26 cas (statistiques de Campenon et de Nussbaum réunies), on trouve 12 résultats favorables, 9 fois une diminution notable de l'attitude vicieuse, 5 fois un résultat nul. Dans aucun de ces cas il ne s'est produit de complication. C'est, en somme, une méthode qui a pour avantage d'être inoffensive et d'être souvent efficace. Ce serait assez pour la recommander, si pour quelques chirurgiens elle n'avait pas pour défaut une simplicité par trop grande, qui fait qu'on lui préfère des méthodes plus opératoires, l'ostéotomie ou la résection.

2° L'*ostéotomie* du col fémoral, faite en Amérique en 1826, fut pratiquée en France pour la première fois par Maisonneuve en 1847. Elle comporte deux procédés : 1° l'ostéotomie linéaire ou simple section du fémur, soit au niveau du grand trochanter (Rhéa Barton, 1826), soit à la partie moyenne du col (Adams, 1869), soit enfin au-dessous des trochanters (Gant, 1872) ; 2° l'ostéotomie cunéenne, dans laquelle on enlève un fragment osseux en forme de coin, de telle sorte que le redressement une fois effectué, les surfaces de section s'adaptent plus exactement. Ce coin peut d'ailleurs être pris sur un point variable de l'os (Kearny Rodgers, Volkmann, etc.).

Grâce au pansement antiseptique, cette intervention grave est devenue plus inoffensive que jadis. Une statistique de 46 cas (Campenon) mentionne 5 morts ; soit 10,8 pour 100, dont 3 par pyohémie, 1 par choc, 1 par épuisement ; sur les

41 guérisons, 17 n'ont présenté aucun accident; les autres ont été compliquées de suppuration (9 cas), de séquestres (4 cas), d'hémorrhagie (4 cas), d'érysipèle. En résumé, un grand nombre de guérisons ont été chèrement achetées. Mais plusieurs de ces faits appartiennent aux anciennes méthodes de pansement. Une nouvelle statistique de Volkmann montre 12 succès sur 12 opérations ; de même une de Davy, 15 succès sur 15 opérations. Ce sont là des résultats d'autant plus remarquables qu'au point de vue fonctionnel le but a été atteint d'une manière satisfaisante.

3° La *résection* a été faite beaucoup moins souvent pour remédier aux ankyloses de la hanche. On a proposé tantôt la résection de la tête, tantôt la résection sous-trochantérienne. Cette méthode a donné un certain nombre de très heureux succès (Küster, Israël, Studensky, Mordhorst), mais elle comporte des revers qui ne permettent pas de porter sur elle un jugement favorable.

A ne tenir compte que des résultats et de la sécurité, c'est à l'ostéoclasie, c'est-à-dire au redressement forcé, qu'il faut donner la préférence. S'il échoue, on pourra recourir à l'ostéotomie, qui, grâce aux perfectionnements actuels, est devenue une opération presque inoffensive.

Quelle que soit la méthode adoptée, il est de rigueur, après l'acte opératoire, de placer le membre dans une bonne attitude, et de l'y maintenir, soit en l'immobilisant, soit à l'aide de l'extension continue.

II. — TRAITEMENT MÉDICAL

La partie médicale du traitement est de la plus haute importance ; car si la coxotuberculose est une maladie infectieuse à foyer limité tout d'abord, elle tend sans cesse à s'étendre. Selon que la constitution du sujet se maintient bonne ou faiblit, la maladie reste localisée ou gagne du terrain, et les soins chirurgicaux deviennent secondaires en présence de la santé générale qui décline et s'altère plus profondément chaque jour. Il servirait fort peu de concentrer toute son attention pour donner au membre une bonne attitude, si le malade devait succomber prochainement à la tuberculose généralisée. On doit donc considérer l'état général avec la plus grande sollicitude.

L'indication à remplir est unique, il faut empêcher la débilitation du malade par une réparation incessante de l'état constitutionnel.

La première et l'une des principales ressources est l'hygiène. Le petit sujet privé de la marche, condamné par le traitement chirurgical à un repos prolongé, ne doit pas pour cela être relégué dans une chambre dont il ne sortira plus. Au contraire, ses appareils de contention et d'extension seront disposés de manière qu'il soit facile de le changer de pièce. Il assistera aux repas des autres ; on le transportera surtout dehors et il passera autant que possible ses journées au grand air. Un temps froid, s'il est sec, ne doit pas être un prétexte pour ne pas le faire sortir. Même dans notre climat parisien les jeunes sujets peuvent être promenés à l'air une bonne partie de l'hiver. L'enfant qui reste couché dans l'atmosphère restreinte du meilleur appartement, perd l'appétit, ses couleurs et ses forces. Le grand air est pour lui un excitant utile de toutes les fonctions nutritives, de la peau, du système digestif. Le système nerveux devient plus calme, le sommeil meilleur. C'est pour le malade une grande distraction qui lui conserve son entrain et sa bonne humeur ; et dans ces conditions, si la santé générale ne présente pas une apparence prospère, du moins elle se maintient bonne.

Le régime doit être soigné, les fonctions digestives étant en général peu troublées. La nourriture sera surtout animale et excitante. On donnera des viandes fraîches et salées, du poisson, des œufs, du beurre, quelquefois de la viande crue avec ou sans alcool. Le malade boira du vin, de la bière. On supprimera les sucreries, les friandises qui diminuent l'appétit et qui ne forment qu'un régime débilitant.

La médication proprement dite tire ses ressources des préparations toniques et reconstituantes : du quinquina, du fer, de l'huile de foie de morue, de l'arsenic, du phosphate de chaux. On évitera de diminuer l'appétit par des doses trop fortes de ces médicaments. L'huile de foie de morue sera donnée plutôt en hiver, on la supprimera momentanément durant les chaleurs de l'été, ou s'il survient des troubles gastriques, de la diarrhée, etc. En tout cas, on ne comptera pas exclusivement sur l'efficacité d'un médicament quelconque, et rien ne devra détourner des précautions hygiéniques qui constituent le fond du traitement médical.

La question de choix du climat et du séjour des malades dans une station maritime ou thermale n'est pas sans importance, et réclame une appréciation. La tuberculose étant effectuée mais locale, et privant par le siège qu'elle occupe le sujet du bénéfice de la marche, il en résulte que les climats rigoureux où le vent règne d'une manière soutenue, contraignent les malades à vivre dans un espace confiné et non en plein air, avec les avantages du soleil. A ce point de vue, le séjour dans un climat tiède ou chaud, à hiver doux, est incontestablement préférable, et le midi de la France offre à cet égard d'excellentes conditions atmosphériques.

Il y a encore le choix du bord de la mer et des contrées non maritimes où l'on trouve à la fois une bonne exposition et une protection contre les vents aigres et froids. Or, il est pour moi très avéré que les malades, particulièrement les enfants, se trouvent on ne peut mieux de leur séjour non loin de la mer; à l'exception de ceux, et le nombre en est minime, dont le système nerveux est surexcité outre mesure par l'air marin, les enfants de tous les âges en retirent les meilleurs effets. L'état général se remonte promptement, l'appétit y trouve une excitation plus grande, les forces se relèvent, le moral lui-même est moins affecté. En quelques semaines la transformation est parfois surprenante; mais il ne saurait être question d'un pareil climat pour les sujets en proie en même temps à la tuberculose pulmonaire avec des accidents fébriles.

Ce sont des considérations de même ordre qui doivent décider le choix des localités thermales. Les eaux chlorurées sodiques sont particulièrement indiquées. On conseillera les stations de Bourbonne, d'Uriage, de Bourbon-l'Archambault, de Salins (Jura) et, par-dessus tout, les eaux puissantes de Salies-de-Béarn, qui réunissent toutes les conditions requises pour l'habitation durant les deux tiers de l'année. Selon les circonstances, on complétera la cure par une médication ferrugineuse ou arsenicale dans les stations recommandées dans ce but.

OBSERVATIONS DE COXOTUBERCULOSE

CITÉES DANS LE TEXTE ET CORRESPONDANT AUX FIGURES [1]

Obs. XI. — *Coxotuberculose du côté droit. — Ulcération du cotyle. — Disparition d'un segment considérable de la tête fémorale.* (Voir fig. 2, p. 7.) — Garçon de six ans. L'affection a un an et huit mois de durée au moment de l'entrée à l'hôpital. Un abcès symptomatique occupant la région fessière a paru quinze mois après le début. — Le petit sujet présente des abcès tuberculeux multiples sur diverses régions du corps. Il a en même temps des tubercules pulmonaires. Extrêmement émacié, il tousse constamment et ne supporte que très difficilement la nourriture. Le membre du côté droit est en adduction et rotation en dedans; il est raccourci de 1 centimètre 1/2. Sur la fesse, on voit l'ouverture d'un trajet fistuleux par où s'échappe une suppuration abondante. Il succombe huit jours après son entrée, par le fait d'une broncho-pneumonie tuberculeuse.

Autopsie. — Les poumons sont infiltrés de granulations tuberculeuses. Des noyaux disséminés de pneumonie caséeuse existent dans chacun de ces organes. Les ganglions bronchiques sont caséeux. Le foie et les reins sont congestionnés, sans dégénérescence apparente.

Articulation coxo-fémorale. — Cavité cotyloïde. — Elle est agrandie : son bord postérieur présente une ulcération qui empiète sur la fosse iliaque et qui est limitée par un promontoire saillant. La tête fémorale repose sur la région ulcérée. On trouve dans la jointure un liquide peu abondant, infect. La synoviale et la capsule sont fongueuses dans presque toute leur étendue.

1. En général, il n'est donné qu'un résumé très sommaire de l'observation clinique, pour deux motifs. En premier lieu, il m'a paru inutile de relater l'histoire et tous les incidents d'une maladie fort longue, ce qui allongerait considérablement le texte. En second lieu, un certain nombre de sujets n'ont pas succombé dans mon service ; ne les ayant pas suivis, je n'ai eu souvent sur eux que des renseignements incomplets. — Je n'ai fait les autopsies qu'avec l'autorisation de mes collègues de l'hôpital Trousseau. — Je suis heureux de remercier ici MM. Triboulet, Cadet de Gassicourt et d'Heilly de leur extrême obligeance, et de l'aide qu'ils m'ont donnée. Les pièces dont les figures sont représentées dans le texte font partie d'une collection beaucoup plus complète sur ce sujet, qui est conservée à l'hôpital Trousseau.

Tête fémorale. — Elle est diminuée de volume et très déformée. La sphère fémorale est réduite de moitié environ ; elle est très fortement excavée à son centre et en bas. Le cartilage permanent a presque totalement disparu et la portion restante est très amincie. Il existe sur le col quelques ulcérations fongueuses superficielles.

L'excavation que présente la tête du fémur est en rapport avec une disposition en sens inverse de la partie postérieure du cotyle.

Obs. XII. — *Coxotuberculose avec abcès symptomatique. — Déformation de la tête fémorale.* (V. fig. 3, p. 7.) — Garçon de sept ans au moment de la mort ; l'affection a duré deux ans et huit mois.

Autopsie. — Hanche. — Fémur. — La tête du fémur comparée à la tête du côté sain est réduite de moitié environ. Le moignon qui reste a une forme aplatie déprimée au centre et en bas, surtout au centre. Le cartilage articulaire a presque totalement disparu ; l'os est donc à nu, présentant une consistance assez ferme, comme si l'ostéite voulait se terminer par la guérison ; cependant à certaines places on trouve encore des fongosités. De même, sur le col fémoral, il existe de petites ulcérations avec des fongosités ; enfin, la diaphyse fémorale présente un peu d'ostéite productive.

Cavité cotyloïde. — Elle est agrandie ; le bord postéro-supérieur est ulcéré et en rapport avec la tête fémorale. Le reste de la cavité présente des fongosités très vasculaires.

Obs. XIII. — *Coxotuberculose avec abcès symptomatique. Déformation de la tête fémorale ; ulcérations de la partie supérieure de cet organe.* (V. fig. 4, p. 7.) — Sujet de quatre ans et demi. Il a toujours été très délicat. Sa mère est morte phthisique, un an après la naissance de cet enfant. A trois ans, il a éprouvé les premiers phénomènes de sa maladie de la hanche. Au bout d'un an il fut placé par un médecin de la ville dans un appareil silicaté ; on le laissait marcher. C'est dans ces conditions qu'on le présente à l'hôpital. En enlevant l'appareil, on découvre un vaste abcès fémoral occupant le pli de l'aine et descendant jusqu'à la partie moyenne de la cuisse. Le membre est dans l'abduction et la rotation en dehors. Après un séjour de trois semaines à l'hôpital, l'enfant est pris de phénomènes méningitiques et succombe.

Autopsie. — Encéphale. — La pie-mère présente une série de granulations visibles le long des scissures cérébrales, et des plaques purulentes en certains points.

Poumons. — Ils n'offrent que de très rares tubercules aux sommets. Les autres viscères paraissent sains.

Articulation coxo-fémorale gauche. — Cavité cotyloïde. — Cette cavité présente des désordres beaucoup moins avancés que ceux de la tête fémorale. Le cartilage diarthrodial du cotyle est aminci et décollé par places; de plus, en haut et en arrière, il est transformé en fongosités qui s'étalent sur le bord du cotyle aplati et s'étendent du côté de la fosse iliaque.

La synoviale est fongueuse, et présente une ulcération en avant qui la fait communiquer avec un vaste abcès crural occupant la face antérieure des deux tiers supérieurs de la cuisse.

Tête fémorale. — Elle est très altérée; le cartilage articulaire a presque totalement disparu, et la surface de la tête présente une série de petites ulcérations occupées par des fongosités. La partie supérieure de la tête fémorale est profondément excavée par une ulcération qui descend sur le col fémoral; toute cette région est remplie de fongosités; en ce point la tête fémorale venait appuyer contre le bord du cotyle.

Obs. XIV. — *Coxotuberculose du côté droit.* — *Réduction de la tête fémorale au volume d'un petit noyau aplati.* — *Abcès symptomatique.* (V. fig. 5, p. 7.) — Garçon de sept ans. L'affection a duré deux ans et huit mois. Il existait un abcès symptomatique ayant apparu quatorze mois après le début de la maladie et qui s'est ouvert spontanément à la partie externe de la cuisse. La suppuration a toujours persisté depuis; il est venu quelques petites parcelles osseuses avec le pus.

Autopsie. — Poumons tuberculeux. Foie adénoïde.

Hanche. — L'articulation est remplie de fongosités; la cavité cotyloïde est élargie. La capsule fongueuse est absolument ramollie. On est frappé par le petit volume de la tête fémorale. Toute la portion de sphère placée entre le cartilage articulaire et le cartilage épiphysaire est réduite à un noyau osseux du volume d'une lentille, recouvert par une couche très mince de cartilage. Le col du fémur est raréfié et des fongosités en partent pour pénétrer dans l'articulation.

Obs. XV. — *Coxotuberculose.* — *Agrandissement du cotyle.* — *Disparition totale de la tête et du col du fémur.* (V. fig. 6, p. 7.) — Grasset (Louis), 2 ans 1/2. Entré le 21 avril 1885, salle Lugol; mort le 20 septembre. Petit sujet scrofuleux portant des glandes cervicales, et un abcès tuberculeux sous le menton.

Son affection remonte à plus d'un an, et la hanche suppure depuis trois mois; il n'est pas encore sorti de séquestres. Le 13 septembre 1885, l'enfant est atteint de scarlatine; il succombe le 20 septembre.

Autopsie. — *Poumons.* — Il existe des tubercules dans les deux poumons; aux sommets quelques petites excavations.

Les ganglions trachéo-bronchiques sont volumineux.

Adhérences des deux feuillets de la plèvre, surtout à gauche. Le cœur et le péricarde sont sains. Le foie est volumineux et atteint de dégénérescence graisseuse; les reins paraissent sains.

Le péritoine ne présente pas de granulations tuberculeuses; cette séreuse n'offre aucune lésion. Les ganglions iliaques sont très engorgés.

Articulation coxo-fémorale, — Cavité cotyloïde. — La cavité cotyloïde est agrandie par en haut et par en bas. En haut, immédiatement en dehors de l'épine iliaque antérieure et supérieure, le sourcil cotyloïdien s'allonge en gouttière, le cartilage est interrompu. En bas et en dedans, au-dessous du trou ovale, il y a aussi interruption du sourcil cotyloïdien, de sorte que la cavité cotyloïde est devenue ovale à grand axe oblique de haut en bas, de dehors en dedans, d'arrière en avant. Il est à noter que la fosse iliaque externe présente une couche épaisse de nouvel os qui se perd insensiblement. Le cartilage en Y ne présente plus que deux branches, l'une transversale, l'autre tout à fait reportée en arrière sur le rebord de la cavité cotyloïde.

Fémur. — L'extrémité supérieure du fémur se termine par un plan incliné et même concave, depuis le grand jusqu'au petit trochanter. Le grand trochanter se place dans la dépression supérieure du cotyle, le petit trochanter dans le trou ovale. Il existe une conformation réciproque de la cavité cotyloïde et de l'extrémité fémorale.

Obs. XVI. — *Agrandissement considérable de la cavité cotyloïde. — Luxation iliaque spontanée. — Décollement épiphysaire de la tête du fémur.* (V. fig. 7, p. 9.)

L'observation de ce sujet a été égarée. La pièce anatomique se trouve dans ma collection de l'hôpital Trousseau. C'est un des premiers exemples que j'ai recueillis et un spécimen des plus remarquables d'agrandissement de la cavité cotyloïde. Tout le bord postérieur du cotyle a disparu. La tête fémorale est reçue dans une cavité nouvelle qui se continue directement avec l'ancienne, en se prolongeant en arrière presque jusqu'à la grande échancrure sciatique. La nouvelle cavité est limitée postérieurement par un bord saillant sur lequel s'insère la capsule. Cette capsule est fongueuse sur la plus grande partie de son étendue.

La tête fémorale repose sur la partie postérieure de cette énorme cavité, mais elle peut se déplacer et rentrer sans obstacle dans l'ancien cotyle. Cette tête fémorale, très altérée d'ailleurs, présente un décollement épiphysaire presque total. Au résumé, c'est là un exemple de luxation complète et spontanée, mais avec cette particularité que la nouvelle et l'ancienne cavité de réception de la tête du fémur ne font qu'un, et permettent au fémur de se porter indifféremment dans l'une et l'autre région.

Obs. XVII. — *Cavité tuberculeuse de la tête fémorale.* (V. fig. 8, p. 11.) — Girot, fille de douze ans, entrée le 2 février 1885, salle Blache, n° 1.

Rougeole et coqueluche, il y a deux ans.

Douleur de la hanche, il y a vingt mois. Cette douleur a augmenté peu à peu. Puis est survenue une déformation de la région et une immobilité de l'articulation coxo-fémorale droite.

Depuis six mois la malade tousse; il y a quelques jours, elle a eu une hémoptysie, et c'est cet accident qui a déterminé l'entrée à l'hôpital.

État à l'entrée. — L'enfant, de constitution misérable, en est arrivée à un état d'hecticité profonde, hâtée par une diarrhée intense et continue.

Le ventre est tympanisé, l'ombilic saillant. On entend des craquements humides dans toute l'étendue du poumon droit, du gargouillement au sommet gauche.

Le membre inférieur droit est fléchi, on ne peut l'étendre sans entraîner le bassin et produire l'ensellure lombaire. Le pli de l'aine semble élargi. La malade se plaint de douleurs au niveau de l'articulation du genou. Par la pression, on détermine une douleur assez violente au niveau de la partie antérieure de l'articulation coxo-fémorale.

Depuis le jour de l'entrée jusqu'à la mort, la température du soir est toujours élevée, elle oscille entre 39° et 40°.

Les lésions pulmonaires s'accusent de plus en plus, souffle amphorique et gargouillement au sommet gauche. Craquements humides dans toute l'étendue du poumon gauche.

Le 18 mars, la malade succombe lentement asphyxiée.

Autopsie. — *Poumons.* — Lobe supérieur gauche entièrement détruit. On y trouve d'immenses cavernes communiquant entre elles.

Cœur droit. — Caillot cruorique s'étendant jusque dans l'infundibulum.

Gros intestin. — Ulcération sur le côlon ascendant entourée de végétations polypiformes.

Articulation coxo-fémorale droite. — La tête du fémur droit a conservé sa forme; elle est dépourvue en partie de son cartilage permanent qui est aminci à la périphérie, où il persiste. De plus, elle présente à la partie inférieure de sa circonférence une cavité assez profonde anfractueuse, en partie pleine de fongosités, tapissée par une membrane fongueuse qui s'enfonce à 1 centimètre de profondeur et vient s'ouvrir dans l'articulation. Cette cavité témoigne de l'existence d'un foyer tuberculeux devenu une caverne. De nombreuses fongosités entourent la tête, envahissent la capsule et descendent sur le col fémoral. Dans la cavité cotyloïde on trouve également des fongosités qui remplissent l'articulation.

Obs. XVIII. — *Coxotuberculose du côté gauche. — Séquestre de la tête et du col fémoral; ce séquestre est entièrement séparé; il est le résultat d'une infiltration tuberculeuse. — Abcès symptomatique; ganglions inguinaux caséeux. — Tubercules pulmonaires.* (V. fig. 9, p. 23.) — Ferrier, âgée de 5 ans, entrée le 26 septembre 1884.

Cette enfant a fait une chute au mois de janvier dernier. Depuis, elle s'est plainte d'une douleur à la fesse gauche, derrière le grand trochanter. Un mois après la chute, on commença à s'apercevoir qu'elle boitait. Il n'y a jamais eu de douleur du côté du genou. Un peu d'empâtement s'est développé à la racine de la cuisse. Les muscles du membre se sont atrophiés.

Il y a environ six semaines, on a appliqué un appareil silicaté, la jambe en bonne position.

En janvier 1885, un abcès s'ouvre à la face antérieure de la cuisse; l'ouverture est restée fistuleuse.

Dans les premiers jours de mars se montrent les premiers symptômes d'une méningite tuberculeuse.

Mort, le 14 mars 1885.

Autopsie. — Poumons. — Emphysème; quelques adhérences pleurales. Sur la face antérieure des poumons, il existe un emphysème sous-pleural arborescent très remarquable. On voit des saillies cylindriques de la grosseur d'un porte-plume, desquelles partent des saillies plus petites. L'ensemble offre l'aspect d'une branche d'arbre.

Le sommet du poumon gauche présente des granulations grises très nombreuses et très nettes. Il en existe également dans le reste de ce poumon, et aussi dans celui du côté droit. Il y a de la bronchopneumonie aux deux bases.

Le péritoine est sain. Le foie est congestionné, et sur sa face convexe on voit de petites taches grisâtres, un peu arrondies, non proéminentes, qui paraissent être des granulations tuberculeuses encore jeunes.

Les reins sont seulement un peu congestionnés.

Encéphale. — La dure-mère est saine. Les sinus sont gorgés de sang; à la surface de la pie-mère existent de nombreuses granulations tuberculeuses, abondantes surtout à la base, moins sur les parties latérales; il n'y en a pas sur la convexité.

Examen de l'articulation coxo-fémorale. — Le membre présente un raccourcissement apparent de 3 centimètres. Le trajet fistuleux sous-cutané qui s'ouvre à la partie antérieure et externe de la cuisse au niveau du tiers moyen, remonte vers la crête iliaque et s'infléchit ensuite pour atteindre le sommet de la cavité cotyloïde. L'articulation ouverte par une grande incision transversale, parallèle au pli de l'aine, on trouve : 1° de petits abcès au milieu des adducteurs ; ces abcès partent des fongosités de la synoviale ; 2° la capsule et la synoviale épaissies, ayant à leur limite externe un tissu très induré et des fongosités noirâtres, ardoisées du côté de l'articulation. Celle-ci contient un liquide sanieux, purulent, peu abondant.

Extrémité supérieure du fémur. — La tête très réduite de volume possède encore la forme d'un segment de sphère; elle est détachée du col. Toute trace de cartilage épiphysaire a disparu. Il n'y a plus de cartilage permanent.

Le col est lui-même complètement nécrosé. Le séquestre est encore maintenu par quelques fongosités, par lesquelles il se rattache à l'extrémité supérieure du fémur. Il comprend la totalité du col. Sa longueur est de 2 centimètres. Son extrémité externe s'emboite dans la partie supérieure du fémur. Après qu'on l'a dégagé, on voit encore, dans l'intérieur du col, des amas de caséum en plein tissu osseux. Le tissu spongieux du col est raréfié. La lame compacte a presque complètement disparu.

La *cavité cotyloïde* est dépourvue de cartilage permanent : celui-ci est remplacé par des fongosités au niveau de l'attache du ligament rond. Le fond du cotyle est très aminci.

Les ganglions iliaques sont augmentés de volume, et, à la coupe, on les trouve pleins de matière caséeuse. Les ganglions qui occupent le trou obturateur sont également gonflés et présentent des granulations tuberculeuses.

OBS. XIX. — *Coxotuberculose. — Luxation spontanée en dedans ou ovalaire. — Gros séquestre du col fémoral empiétant sur la tête du fémur. — Production osseuse sous-périostée importante sur le col et l'extrémité supérieure du fémur.* (V. fig. 10, p. 25.) — Garçon de six ans et demi.

L'affection a duré trois ans et demi. Elle s'est compliquée d'un abcès froid qui a suppuré au dehors pendant près de deux ans. L'ouverture de cet abcès occupait le côté interne de la cuisse à côté du pli génito-crural. Le membre est dans une rotation en dehors très prononcée et dans l'abduction; un gonflement profond au niveau des adducteurs indique l'existence de la tête en ce point. L'enfant a succombé en présentant tous les signes de la phthisie pulmonaire.

Autopsie. — La hanche seule a été examinée.

Extrémité supérieure du fémur. — La tête fémorale présente une large et profonde ulcération à son centre. Réduite de volume, dépourvue totalement de son cartilage de revêtement, elle a une apparence bilobée. Une couche de fongosités émergeant des orifices et petites dépressions ulcéreuses qu'elle présente la recouvre ; sur le col on constate en avant le même état poreux et des fongosités abondantes. En arrière, le col présente un séquestre volumineux, jaunâtre, du volume d'un haricot environ, n'étant plus tenu dans sa loge que par des fongosités qui entourent ses bords. Ce séquestre est superficiel et empiète sur la tête. Le col fémoral et surtout l'extrémité diaphysaire du fémur présentent en même temps une couche sous-périostée de nouvel os, de plus de 2 millimètres d'épaisseur en certains points, qui engaine l'os ancien et se perd insensiblement sur le tiers supérieur de la diaphyse fémorale.

Cavité cotyloïde. — La cavité cotyloïde est remplie par une épaisse couche de fongosités. — Le rebord cotyloïdien a disparu sur la demi-circonférence interne de la cavité. — Cette destruction explique la luxation spontanée qui s'est produite.

La tête fémorale, en effet, n'affecte plus aucun rapport avec l'ancienne cavité ; elle est placée dans la fosse ovalaire, au devant de la membrane obturatrice, dans une loge sous-musculaire pleine de pus et de fongosités.

Obs. XX. — *Coxotuberculose du côté droit. — Agrandissement du cotyle ; chevauchement du fémur sur le bord cotyloïdien postéro-supérieur. — Productions osseuses sous-périostées importantes de l'os iliaque.* (V. fig. 11, p. 27.) — Conrad (Antoine), garçon de neuf ans, entré le 6 décembre 1882, mort le 10 novembre 1884.

Père mort d'un abcès au thorax ; un frère mort phthisique ; quatre frères bien portants.

Début depuis plus de deux ans. En janvier 1884, vaste abcès à la face interne de la cuisse ; après être resté stationnaire pendant longtemps, cet abcès a diminué notablement.

Au commencement de juin 1884, on applique un appareil à extension continue. Redressement progressif, sans chloroforme.

Le 15 septembre, l'état général s'est altéré depuis quelque temps ; craquements aux deux sommets.

Le 10 novembre, mort.

Autopsie. — Foie volumineux ; rate et reins sains ; ulcérations disséminées dans l'intestin ; plaques de Peyer prises ; masse caséeuse dans l'appendice cæcal. On trouve des ulcérations jusque dans la partie inférieure de l'S iliaque. Rien à noter ni dans le rectum ni à l'anus.

Articulation coxo-fémorale droite. — Capsule fongueuse ; de sa partie inférieure part un abcès qui descend dans les masses musculaires de la cuisse. La paroi de l'abcès est en partie fongueuse et en partie lardacée.

Os iliaque. — La cavité cotyloïde est très agrandie aux dépens du segment postérieur, supérieur, et même antérieur du bord cotyloïdien. Cette cavité est divisée en deux parties par une crête osseuse transversale qui va du bord postérieur au bord antérieur du cotyle; ces deux parties ne sont pas tout à fait d'ailleurs sur un même plan; la supérieure est plus proéminente en avant; c'est sur cette dernière portion que repose exclusivement la tête fémorale dont la surface est déformée, et d'une configuration qui s'adapte parfaitement bien à celle du cotyle. La portion inférieure de la cavité cotyloïde nullement en contact avec la tête fémorale est matelassée de fongosités; la portion supérieure, au contraire, est dépourvue de cartilage et de fongosités; elle est en rapport immédiat avec le fémur. Cette portion supérieure n'est, au résumé, qu'une vaste ulcération de l'os due à la compression des surfaces osseuses; le bord qui la limite en haut est abrupt et formé par des couches osseuses nouvelles; le fond est criblé de petits orifices vasculaires.

En dehors du cotyle, l'os iliaque présente des altérations non moins intéressantes. Toute la fosse iliaque externe est remplie par une production osseuse sous-périostée importante. En certains points, l'épaisseur de la néo-formation osseuse atteint plus de 1 centimètre. La couche formée par le nouvel os est uniforme, sauf au centre de la fosse iliaque où cette production est moins accusée. Elle arrive jusqu'à la crête iliaque qui est aussi plus épaisse. La fosse iliaque externe n'est plus concave, mais convexe.

Pareil état s'observe du côté de la fosse iliaque interne. Les deux tiers antérieurs de cette fosse sont remplis de tissu osseux nouveau sous-périostique. Cette fosse est convexe, et on mesure 2 centimètres 7 millimètres de la surface externe à la surface interne de l'os iliaque, à un pouce au delà de l'épine iliaque antéro-supérieure. Les couches osseuses nouvelles descendent sur le bord du détroit supérieur du bassin, qui est également notablement plus épais que l'autre et moins concave surtout dans ses deux tiers postérieurs. Enfin, on trouve encore une couche d'ostéophytes épaisse sur la face quadrilatère interne du cotyle. Cette couche, qui forme un promontoire convexe proéminant de plus de 1 centimètre du côté du petit bassin, part en arrière de l'épine sciatique, envahit toute la face postérieure du cotyle, et descend en bas jusqu'à 1 centimètre du sommet de l'ischion; elle arrive en dedans jusqu'au trou ovalaire. Ces ostéophytes constituent à ce niveau une plaque mamelonnée, un peu irrégulière, convexe en dedans, diminuant par suite la capacité du canal pelvien. L'épine sciatique est aussi plus longue, plus épaisse.

La tête fémorale a subi une déformation remarquable pour s'adapter à la nouvelle surface cotyloïdienne; aplatie dans tous les sens, quoique encore légèrement convexe, elle s'élargit surtout dans le sens antéro-postérieur. Dépourvue de tout cartilage articulaire, la surface est osseuse exclusivement, et montre une criblure due à l'ostéite raréfiante. Les rapports de cette tête ont lieu uniquement avec la partie supérieure du cotyle qui présente la même criblure.

Obs. XXI. — *Cavernes tuberculeuses du cotyle. Déformation de la tête fémorale.* (V. fig. 12, p. 29.) — Fille de douze ans, malade depuis deux ans. Les parents semblent bien portants. Un autre enfant est mort assez jeune à la suite de convulsions.

Jusqu'au début de la maladie de la hanche, la santé de cette fillette a été bonne.

Entrée à l'hôpital le 24 mai 1884.

État actuel. — Signes de luxation spontanée iliaque. Le grand trochanter a subi un mouvement d'ascension. Les quelques mouvements limités qu'on imprime au membre permettent de sentir la tête dans la fosse iliaque. Attitude du membre très vicieuse en adduction et rotation en dedans. Pas de douleurs spontanées, pas de sensibilité à la pression, pas d'abcès.

L'état général est assez satisfaisant; pas de complications viscérales appréciables.

17 septembre. — Fesse droite tuméfiée, abcès froid assez volumineux en arrière du grand trochanter. La tête fémorale ne se sent plus comme autrefois. L'enfant a souffert à différentes reprises. Malgré tout l'état général reste assez bon. Pas de signes appréciables de tuberculose pulmonaire ; fonctions digestives bonnes.

26 septembre. — La peau est devenue rouge. M. Segond, remplaçant M. Lannelongue, se décide à faire la résection de la tête fémorale. L'abcès étant ouvert et gratté, on aperçoit la tête et on en fait la section avec la scie à chaîne. Redressement du membre et extension presque complète ; la contracture des adducteurs se laisse vaincre. — Drain et Lister, gouttière de Bonnet. L'enfant a survécu neuf jours éprouvant des douleurs assez vives. Température entre 38° et 39°,2. L'aspect de la plaie a toujours été sale et grisâtre. Il ne se faisait à peu près aucune suppuration. La cuisse et la fosse iliaque se sont empâtées et sont devenues douloureuses.

Les derniers jours, oppression et teinte asphyxique. Pouls filiforme pendant les quarante-huit dernières heures. L'auscultation du cœur et des poumons n'a rien révélé pendant cette période finale.

Autopsie, quarante-huit heures après la mort. — Nulle part d'abcès métastatiques; légère quantité de liquide dans toutes les séreuses ; quelques fausses membranes récentes à la base du poumon gauche.

Poumons. — Ils présentent quelques rares granulations tuberculeuses.

Cœur. — Le cœur droit, un peu dilaté, contient un caillot blanchâtre qui semble remonter aux dernières heures de la vie.

Le *foie* est gras et volumineux ; les reins sont normaux, le cerveau est sain.

Cuisse et fosse iliaque. — Il existe une nappe purulente dans toute l'étendue du triangle de Scarpa et une infiltration purulente de la fosse iliaque interne ; les ganglions iliaques sont volumineux.

Lésions de la hanche. — Cavité cotyloïde. — Elle est très notablement agrandie, et empiète d'une part sur la portion iliaque, mais surtout sur la portion pubienne. Le bord de la cavité confine au trou ovale. En haut la cavité a pour limites l'épine iliaque antérieure et inférieure et la branche horizontale du pubis. Les contours de cette cavité sont irréguliers et donnent insertion à une capsule nouvelle, fongueuse.

Cette vaste cavité est partagée en trois grandes loges, par trois crêtes très saillantes qui se présentent avec une disposition à peu près comparable à celle du cartilage en Y ; seulement elles font un relief dans le cotyle même, qui atteint 1 centimètre en certains points. Ces cloisons sont osseuses. Les loges qu'elles séparent sont profondes ; l'une d'elles, interne et supérieure, s'enfonce dans la branche horizontale du pubis, elle a le volume d'une petite noisette.

Le fond de ces loges, c'est-à-dire la paroi du cotyle, présente en outre une série de petites ulcérations qui mettent la cavité cotyloïde en communication avec le bassin. L'amincissement de l'os au niveau du fond est extrême, et peut être comparé avec ses ulcérations à de la dentelle.

Dans les loges précédentes on trouve des fongosités, mais surtout du caséum; l'une d'elles est remplie exclusivement d'une matière jaunâtre concrète. Ce sont donc des cavernes tuberculeuses et non des ulcérations résultant d'une compression exercée par la tête fémorale. La formation des cloisons qui limitent ces cavernes s'explique par une ostéite productive intense, justement au niveau du cartilage en Y, c'est-à-dire dans la région épiphysaire du cotyle. Il y a eu un surcroît de l'activité productrice en ce point.

Tête du fémur. — Le dessin qui reproduit la tête présente une inexactitude ; car la tête fémorale ayant été réséquée devrait être séparée du col, et cela n'a pas été fait, par erreur. Cette tête diminuée de volume offre une singulière déformation dans le tiers inférieur de la sphère. Il existe en ce point des ulcérations profondes qui étaient en rapport avec les cloisons saillantes du cotyle. De plus, elle présente sur son pourtour quelques légères néo-formations osseuses.

Obs. XXII. — *Coxotuberculose gauche, avec altérations siégeant principalement sur l'os iliaque. Disjonction des pièces osseuses de l'os iliaque. — Abcès symptomatique.* (V. fig. 13, p. 31.) — Delanue, garçon, âgé de six ans et demi au moment de son entrée à l'hôpital, qui a lieu le 20 décembre 1884.

La coxotuberculose remonte au mois de juillet de la même année; c'est alors qu'on a remarqué de la claudication. Actuellement on observe tous les signes de l'affection tuberculeuse de la hanche. De plus, un abcès symptomatique du volume du poing occupe la fesse gauche. L'examen de la poitrine révèle l'existence de tubercules pulmonaires dans les deux poumons.

Le 29 décembre, l'enfant est pris d'une broncho-pneumonie à la laquelle il succombe, le 2 janvier 1885.

Autopsie, le 4 janvier 1885. — *Poumons* infiltrés de granulations tuberculeuses. Broncho-pneumonie en certains points.

Foie, gras, volumineux, jaunâtre dans toute son étendue, ne présentant pas de granulations tuberculeuses à sa surface.

Reins, congestionnés, ne paraissant pas avoir subi d'altérations bien marquées.

Péritoine, rempli de produits pseudo-membraneux, dans toutes les parties de la cavité abdominale.

Ganglions mésentériques. — Ces ganglions sont farcis de granulations tuberculeuses jaunâtres, qui présentent en général le volume d'un grain de millet; de telle sorte qu'il est infiniment probable, malgré l'absence apparente de granulations dans le péritoine, que la péritonite qu'on observe est de nature tuberculeuse.

Articulation coxo-fémorale gauche. — La capsule articulaire est très épaisse, transformée en un tissu lardacé en certains points, fongueuse à sa surface dans presque toute son étendue. Elle a une teinte noirâtre, ardoisée. Autour du col du fémur les fongosités forment une sorte de collerette très vasculaire. La tête du fémur est fort peu déformée; cependant son cartilage d'encroûtement est ramolli et conserve l'empreinte de l'ongle. Il est aussi diminué d'épaisseur, et en certains points l'on aperçoit par transparence le tissu osseux. Le ligament rond est détruit.

Cavité cotyloïde. — L'os iliaque est disjoint de l'ischion et du pubis. Le cartilage de cette cavité est détruit dans la plus grande partie du fond du cotyle. Il n'en reste plus qu'une mince lame sur le pourtour au voisinage du sourcil. Encore cette lame est-elle détruite sur certains points, en particulier en haut et en arrière. Le fond du cotyle est rempli de fongosités noirâtres, épaisses; en outre, l'os est à nu sur une assez grande étendue.

Mais ce qu'il y a de plus frappant, c'est une disjonction complète entre l'iléon, l'ischion et le pubis. La séparation est complète; il n'y a plus qu'une lame de cartilage qui relie la portion iliaque du cotyle à la portion pubienne. On peut facilement faire exécuter des mouvements entre les trois pièces de l'os iliaque. Un petit séquestre mobile, quoique encore adhérent, existe au milieu de la disjonction. La ligne de séparation se présente sous la forme d'une fente transversale qui partage la cavité cotyloïde en deux parties, l'une supérieure, l'autre inférieure. C'est la seconde fois qu'une dislocation semblable se présente à mon observation. En outre, l'os iliaque présente autour du sourcil cotyloïdien une partie dénudée avec des fongosités. Les altérations sur cette surface se continuent avec celles du sourcil cotyloïdien, et, par suite, avec celles de la cavité articulaire. De cette surface dénudée extra-articulaire part un vaste abcès symptomatique qui descend en arrière du muscle grand fessier, arrive le long de la face externe de la cuisse jusqu'au-dessus du condyle externe du fémur.

Cet abcès a un point de départ distinct de l'articulation, et n'offre qu'une communication indirecte avec elle.

Obs. XXIII. — *Coxotuberculose. — Altérations diverses, décollement du cartilage diarthrodial du fémur.* (V. fig. 14, p. 33.) — Sujet de dix ans. Durée de la maladie, seize mois. Mort de méningite tuberculeuse.

Autopsie. — Encéphale. — Il existe des granulations dans la pie-mère.

Poumons. — Ces organes présentent de nombreux tubercules.

Foie. — Il est gras et volumineux.

Articulation coxo-fémorale. — La cavité cotyloïde contient un peu de liquide séro-purulent. — Le cartilage du cotyle est ramolli, ulcéré par places.

Tête du fémur. — Elle est peu déformée; mais son cartilage permanent est à peu près totalement décortiqué; en certains points, des fragments de ce cartilage sont restés adhérents à l'os. — La surface osseuse de la tête montre une criblure des plus accusée, due à une ostéite raréfiante, granuleuse ou fongueuse.

Obs. XXIV. — *Altérations osseuses, ganglions inguinaux et iliaques caséeux et volumineux. — Granulations tuberculeuses du péritoine en regard de ces ganglions. — Tuberculose pulmonaire.* (V. fig. 15, p. 37.) — Hang, Chinoise, entrée le 22 mai 1882, morte en août 1883.

Le père est mort, il y a trois ans, de tuberculose pulmonaire.

L'affection existe depuis un an quand la malade se présente à l'hôpital; elle ne peut plus marcher, à cause des douleurs qu'elle éprouve. On trouve tous les signes d'une coxalgie ordinaire. Le membre est soumis à l'extension continue. A notre arrivée dans le service, au mois de janvier 1883, nous trouvons la malade dans l'état suivant : Attitude du membre assez bonne, pas de douleurs spontanées, ni provoquées. Mouvements très limités presque entièrement transmis au bassin qui se laisse entraîner. Pas d'abcès au pourtour de l'articulation. La fosse iliaque est le siège d'un empâtement assez résistant et indolent. En résumé, état de la hanche assez satisfaisant. L'enfant tousse depuis quelque temps; elle n'a pas craché de sang. Les quintes de toux l'empêchent de dormir pendant la première moitié de la nuit. Fièvre ardente et sueurs profuses presque tous les soirs. Pas d'appétit, quelques vomissements à la suite des quintes; alternatives de diarrhée et de constipation.

Signes de tuberculose pulmonaire à l'auscultation : craquements aux deux sommets.

Pas d'albumine dans les urines.

Mars. — L'état général s'aggrave. Des épistaxis abondantes et répétées surviennent, au point qu'on a été sur le point de pratiquer le tamponnement des fosses nasales. Fièvre, diarrhée, sueurs, vomissements, gargouillement, souffle caverneux aux deux sommets, râles sous-crépitants disséminés dans toute la poitrine. Mort par le fait de l'affection pulmonaire.

Autopsie. — Poumons adhérents aux plèvres; sommets difficiles à détacher. Infiltration tuberculeuse généralisée. Les deux poumons présentent des cavernes à leurs sommets, et sur un grand nombre de points se trouvent des tubercules ramollis.

Ganglions bronchiques, très volumineux, ramollis ou caséeux.

Cœur et *péricarde,* sains.

Foie, volumineux, gras.

Rate, grosse et ramollie, avec des foyers tuberculeux.

Intestin grêle, sain. — *Gros intestin,* trois ulcérations tuberculeuses. — *Ganglions mésentériques,* gros, infiltrés de granulations.

Lésions de la hanche. — L'articulation est ouverte en arrière; elle est remplie d'abondantes fongosités. La tête du fémur est très aplatie, très déformée. La cavité cotyloïde est amincie au niveau de son fond; des ulcérations osseuses traversent même la paroi osseuse, et laissent les fongosités pénétrer dans le petit bassin.

Les ganglions de toute la région forment d'énormes masses ramollies, caséeuses. Les cruraux sont énormes et font saillie sous la peau. Ceux de la fosse iliaque forment une chaîne volumineuse qui s'étend le long du détroit supérieur jusqu'à la colonne vertébrale. Quelques-uns de ces ganglions descendent dans le bassin. On en trouve un également au devant du trou obturateur. Dans la fosse iliaque, les masses ganglionnaires soulèvent le péritoine et contractent avec lui des adhérences sur certains points. A ce niveau, on remarque sur le péritoine des amas de granulations disséminées sur la séreuse, l'appendice du cæcum et le cæcum lui-même. Le reste du péritoine est sain; il y a donc là une inoculation directe. Les ganglions de la fosse iliaque forment une chaîne continue qui englobe les vaisseaux et le nerf obturateur. Les vaisseaux adhérents à ces ganglions sont comprimés par eux et leur calibre est très réduit.

Obs. XXV. — *Coxotuberculose. — Chevauchement de la tête fémorale sur le bord postéro-supérieur du cotyle. Abcès symptomatique.* (V. fig. 16, p. 41.) Schaudelam, garçon de quatre ans, entré le 11 août 1884, salle Denonvilliers, n° 28.

Le début de son affection remonte à huit mois environ; il éprouva alors de la douleur au niveau de la hanche, et il ne tarda pas à boiter. Il y a six semaines, on remarqua la présence d'un abcès fessier. Au moment de son entrée on est frappé par l'état avancé des désordres. Le membre est en adduction, flexion et rotation interne; l'enfant ne peut se tenir debout. De plus, ce petit sujet a la plus chétive apparence; son corps est couvert de cicatrices d'abcès froids.

Le 20 septembre, l'abcès fessier qui s'était développé depuis son apparition vers la partie interne de la cuisse, en contournant le membre par sa face postérieure, s'ouvre spontanément.

Dans les jours suivants, l'enfant contracte la rougeole, et succombe le 29 septembre à la suite d'un noma.

Autopsie. — Cuisse en flexion à angle droit et en adduction.

Hanche. — Cavité cotyloïde. — Elle est considérablement agrandie, remplie de fongosités dans les points où les os ne sont pas en contact. De ces fongosités partent en arrière deux poches d'abcès tuberculeux qui vont à la fesse. La déformation de la cavité cotyloïde est considérable, et on doit y distinguer deux parties : une partie supérieure empiétant un peu sur le bord antérieur du bassin et principalement sur la fosse iliaque; le fond de cette vaste ulcération est formé par une surface osseuse dépourvue de cartilage, et criblée de petits trous. Cette première portion, limitée par un bord abrupt, est presque dépendante de la cavité cotyloïde et répond à la tête du fémur. Au-dessous d'elle existe une autre surface plus grande, couverte de fongosités; celle-ci n'est nullement en rapport avec la tête du fémur. Cette surface se prolonge jusqu'à l'ischion, jusqu'au trou ovalaire, et en haut jusqu'à la partie supérieure de l'éminence iléo-pectinée. Cette énorme cavité contraste par ses dimensions avec le petit volume de la tête du fémur. Il est vrai que celle-ci n'est plus en rapport qu'avec la première portion de cette cavité.

Tête du fémur. — Elle est dépourvue de cartilage, très réduite dans son volume. Sa surface est encore arrondie et en rapport avec la partie supérieure de la cavité cotyloïde. Le col fémoral est recouvert de productions osseuses nouvelles. On n'a pas pu faire l'examen des viscères du cadavre.

OBS. XXVI. — *Coxotuberculose du côté droit. — Luxation spontanée en arrière et en bas, ou ischiatique. — Le fond du cotyle est rempli de fongosités.* (V. fig. 17, p. 43.) — Fille de trois ans et demi. L'affection remonte au cours de la première année de la vie. Les abcès tuberculeux se sont montrés au bout de dix-huit mois.

Articulation coxo-fémorale droite. — La capsule est très épaissie, fongueuse, transformée sur certains points en tissu lardacé, ramollie ailleurs, et présentant des détritus caséeux. Elle est perforée en deux endroits en avant et en arrière. La perforation postérieure communique avec un trajet qui aboutit à la cavité d'un abcès considérable, occupant une grande étendue de la fesse. Cet abcès traverse les muscles moyen et grand fessier et vient sous la peau. Il a été ouvert et décortiqué, et on a trouvé une esquille libre. La perforation antérieure et interne conduit à un trajet fistuleux ouvert à la partie interne de la cuisse, dans le pli qui la sépare de la grande lèvre.

La surface interne de la synoviale présente des prolongements papillaires, les uns rougeâtres, les autres jaunes et caséeux ; de plus, elle est recouverte en certains points d'une couche grisâtre. Le ligament rond a disparu.

Les surfaces osseuses ne sont plus en rapport, et il existe une véritable luxation spontanée en bas et en arrière. La tête du fémur vient, en effet, se placer en arrière et au-dessous de la cavité cotyloïde, sur le plan incliné qui descend en arrière et en dehors de l'ischion. Elle ne repose pas directement sur une surface osseuse, mais sur une couche molle de fongosités qui existe à ce niveau. La capsule est distendue dans ce point; mais cette distension ne permet pas à la tête de revenir dans la vraie cavité cotyloïde, à cause de la transformation fibreuse qu'a subie la capsule en arrière.

Tête du fémur. — La tête du fémur est arrondie, diminuée de volume, et presque entièrement dépouillée de son cartilage permanent. Elle est recouverte par places de fongosités qui viennent de l'intérieur de l'os. Elle présente en plus une série d'ulcérations superficielles.

Cavité cotyloïde. — La cavité cotyloïde est remplie dans toute son étendue par des fongosités. Elle est perforée à son centre. Une masse de fongosités pénètre dans le bassin. Le fibro-cartilage qui l'entoure est ramolli et fongueux en certains points; ailleurs, il est transformé en tissu lardacé. La cavité est déformée, non plus arrondie, mais ovalaire.

Poumons. — Les lobes moyen et inférieur du poumon droit présentent quelques tubercules crus disséminés. Sur le sommet du poumon gauche, on observe à la coupe des épaississements fibreux qui limitent des aréoles arrondies, remplies d'une matière jaunâtre, caséeuse.

Ganglions. — Les ganglions de l'aine, du médiastin, du mésentère sont tuméfiés et caséeux.

OBS. XXVII. — *Pénétration de la tête fémorale dans le bassin. — Luxation pelvienne. Abcès symptomatique.* (V. fig. 26, p. 89.) — Fille de treize ans. La maladie remonte à l'âge de onze ans. La mort a été produite par la phthisie pulmonaire avec *phlegmatia alba dolens.*

Autopsie. — *Hanche.* — Abcès péri-articulaire en avant de la gaine du psoas, remontant vers la fosse iliaque, avec induration des tissus autour de la hanche.

L'articulation montre une capsule épaisse, très fongueuse et ulcérée en plusieurs points; après l'avoir ouverte, on constate que la tête est en partie décollée. De plus, elle a subi une singulière déformation: elle s'effile en bec de corbin pour pénétrer dans le bassin, à travers une perforation du fond de la cavité cotyloïde. Dans le grand trochanter, il y a une raréfaction extrême; le tissu spongieux présente des cavités remplies d'une moelle jaunâtre. De même, le corps du fémur qui lui fait suite offre un tissu compact, aminci qui n'a pas plus d'un millimètre d'épaisseur sur toute sa longueur. Tout le corps du fémur est rempli d'une moelle abondante, de même couleur que plus haut. Cependant, de loin en loin, on aperçoit des places décolorées, franchement jaunâtres, et à côté de ces taches se trouvent de petits points opalins, les uns jaunâtres, les autres plus transparents : ce sont des amas de granulations.

Enfin, à l'extrémité inférieure du fémur, le tissu spongieux est très raréfié, rempli d'une moelle lie de vin, au milieu de laquelle on trouve de temps en temps quelques petits points jaunes. Plus bas, dans l'épiphyse proprement dite, on rencontre une tache jaunâtre de 1 centimètre environ, et sur chacun de ses côtés les aréoles contiennent de petites granulations disséminées. Le tissu osseux est raréfié.

La cavité cotyloïde présente une vaste perforation comprenant tout le fond du cotyle. Les bords en sont amincis, et le tissu osseux voisin est en partie dénudé et en partie recouvert de plaques fongueuses. La tête s'engage dans cette perforation, et proémine dans le petit bassin où elle soulève les parties molles. Les tissus refoulés par la tête sont convertis en fongosités, et on trouve au milieu d'elles quelques petites esquilles libres provenant du fond du cotyle. Il n'existe pas d'abcès pelvien proprement dit.

Par suite de la pénétration de la tête, le membre est placé dans l'adduction et dans la rotation en dedans. Le grand trochanter est très saillant en avant; la rotation en dedans, en un mot, est relativement beaucoup plus frappante que l'adduction.

Obs. XXVIII. — *Coxotuberculose du côté droit. — Luxation spontanée en haut et en avant. — Ganglions iliaques caséeux. Granulations tuberculeuses sur le péritoine de la fosse iliaque du même côté. On suit le trajet de l'infection tuberculeuse.* (V. fig. 25, p. 87.) — Fille de douze ans et demi. Entrée à l'hôpital en mai 1883. Elle avait alors une coxotuberculose à droite qui existait depuis deux ans. Elle a succombé le 23 janvier 1884, à la phthisie pulmonaire.

Autopsie. — Adhérences dans les plèvres, et nombreux tubercules dans les deux poumons; caverne dans le poumon gauche. Le foie est gras et très volumineux. Sur le péritoine, on ne trouve pas de granulations tuberculeuses, sauf en un point, dans la région iliaque droite. A la surface du cæcum et sur le péritoine voisin, on voit des granulations tuberculeuses nombreuses, jaunâtres, disséminées. Les ganglions iliaques forment deux volumineux et longs chapelets le long du détroit supérieur du bassin et de la fosse iliaque. Ils se continuent ainsi jusqu'au-devant de la colonne vertébrale. Dans la fosse iliaque gauche, on n'observe rien de pareil. Or, la coxotuberculose siégeait à droite; on suit donc sur le cadavre l'infection tuberculeuse de proche en proche depuis la hanche jusqu'au péritoine.

Dans la capsule surrénale du rein droit, il y a aussi des masses tuberculeuses; dans celle du rein gauche on n'en observe pas.

État de la jointure. — On est immédiatement frappé par l'attitude du membre inférieur droit; ce membre est dans la rotation en dehors avec flexion légère sur le bassin; de plus, la tête fémorale vient faire une saillie considérable en haut et en avant, immédiatement au-dessous de l'épine iliaque antérieure et supérieure. Par suite de la rotation du membre, le grand trochanter fait un relief très marqué tout à fait en arrière. La saillie de la tête fémorale est placée sous la peau dont elle n'est séparée que par une faible couche de muscles, et on peut lui imprimer quelques mouvements d'adduction et d'abduction, mais non de rotation en dedans. Il est impossible aussi de la refouler en arrière et d'obtenir une réduction; il y a, en un mot, une luxation spontanée complète de la tête du fémur en haut et un peu en avant. Une incision a été faite dans l'axe du col fémoral sur la tête du fémur, pour montrer la luxation. Cette incision a coupé la peau, les muscles très atrophiés, et est arrivée de suite sur la tête. On ne peut pas dire qu'il y ait une capsule, car la tête adhère par de faibles productions conjonctives à la face profonde des muscles.

La tête fémorale est déformée et aplatie sur sa portion centrale et postérieure. Cette région aplatie s'applique non plus sur le cotyle, mais sur l'os iliaque déformé. Toute la partie convexe de la tête est libre de tous rapports avec les os, et elle n'est recouverte que par les parties molles ; il n'y a plus aucune trace du ligament rond.

On n'aperçoit plus rien de la configuration normale de la cavité cotyloïde. Il existe seulement sur l'os iliaque une surface plane qui s'étend en haut vers l'épine iliaque supérieure et qui arrive au bord antérieur du bassin ; cette surface plane n'est pas recouverte de cartilage ; on voit quelques tractus vasculaires allant de l'os iliaque à la tête fémorale.

Celle-ci n'a plus de cartilage; elle est revêtue de lamelles de tissu conjonctif qui la font adhérer aux parties molles extérieures. Enfin, sur l'os iliaque près du bord antérieur du bassin existent quelques stalactites osseuses. La capsule est transformée en tissu fibreux, sauf au-dessous de la tête du fémur où l'on trouve un amas de fongosités qui remplissent l'ancienne cavité cotyloïde, et qui m'ont paru en voie de transformation fibreuse sur beaucoup de points. L'ensemble de ces altérations paraît indiquer une tendance bien marquée de l'affec tion locale vers la guérison.

Obs. XXIX. — *Coxotuberculose suppurée. — Luxation spontanée iliaque. — Foie d'un énorme volume.* (V. fig. 32, p. 119.) — Bonnet, entré le 15 janvier 1878, salle Denonvilliers, lit n° 4, où il est encore actuellement.

Cet enfant, âgé de trois ans à son entrée, était malade depuis dix mois lorsqu'il prit un lit dans le service. Il a eu depuis, c'est-à-dire pendant huit ans, une série d'accidents du côté de la hanche malade, des abcès successifs et enfin une luxation spontanée. Nous ne rapporterons pas l'histoire de ces complications, voulant seulement donner un exemple du volume énorme et exceptionnel que peut acquérir le foie dans cette affection.

Voici, à cet égard, en résumé, son état actuel.

Hanche droite. — Le membre inférieur droit est dans une adduction prononcée, avec flexion assez marquée, et en rotation en dedans. Le raccourcissement est considérable, de 10 centimètres. Les mouvements de la cuisse sur le bassin sont impossibles.

Toute la région fessière est déformée, et couverte de nombreux orifices fistuleux, les uns encore en activité, les autres cicatrisés ; l'une des fistules répond à l'épine iliaque postérieure. L'attitude générale du membre et son raccourcissement sont manifestement liés à une luxation de l'extrémité supérieure du fémur en arrière et en haut. De plus, sur les téguments de la fesse, existe une dilatation veineuse constituant de véritables varices qui remontent jusqu'à la moitié de la région dorsale.

Déviation vertébrale. — La colonne vertébrale forme à la région dorso-lombaire une courbe dont la convexité est tournée à gauche; il n'existe pas de gibbosité proprement dite, mais cette incurvation entraîne une difformité du thorax, une voussure costale gauche plus prononcée.

Etat des viscères. — Le poumon gauche, en avant et en arrière, offre de la matité à la percussion et une absence de respiration. Le poumon droit est normal, le cœur également.

Foie et rate. — Le ventre est énorme, très proéminent en avant, et sillonné de réseaux veineux. A la palpation on sent assez mal du côté droit la présence du foie; mais à mesure qu'on s'étend vers le côté gauche, on perçoit le bord de cet organe très nettement. Ce bord descend de plusieurs centimètres au-dessous de l'ombilic, et de là remonte vers le côté gauche jusque dans la région splénique, où il semble contigu au bord antérieur de la rate.

Par la percussion, on dessine très bien la matité du foie, qui dénote un organe énorme, et on constate, en même temps, une hypertrophie de volume de la rate. Il n'y a pas d'épanchement dans le ventre.

L'état général, malgré cela, n'est pas trop mauvais, et cet enfant est hors du lit une partie de la journée.

Obs. XXX. — *Coxotuberculose guérie par transformation fibreuse de la capsule, de la synoviale et du cartilage diarthrodial du cotyle. — Eburnation de la tête du fémur.* (V. fig. 31, p. 117.) — Fille de dix ans. L'affection a duré deux ans et demi, et n'a pas été compliquée d'abcès. — L'enfant est morte du croup.

Autopsie. — *Hanche.* — La capsule articulaire et la synoviale sont transformées en tissu fibreux très dense et d'une grande épaisseur (plus de 1 centimètre en certains points). A l'extérieur la capsule adhère aux muscles, au psoas en particulier, par un tissu fibreux analogue. La cavité de la synoviale a presque entièrement disparu par suite des adhérences et de l'épaississement de la capsule. Néanmoins, la tête exécute tous les mouvements, mais à un faible degré ; il n'y a pas de traces d'ankylose osseuse.

Tête du fémur. — Elle a conservé son volume, mais elle est un peu déformée. Le cartilage diarthrodial a disparu sur sa partie supérieure, et à ce niveau l'os présente une surface dure et comme éburnée. Dans sa moitié inférieure, le tissu cartilagineux est transformé en tissu fibreux qui se continue avec celui de la synoviale, et avec le ligament rond devenu épais et fibreux.

Cavité cotyloïde. — Tout le fond de la cavité cotyloïde est rempli par une couche épaisse fibreuse qui se continue avec la capsule à la périphérie. Le fibro-cartilage a disparu et est englobé dans un tissu fibreux très dense, épais de 2 centimètres sur certains points. De nombreuses adhérences unissent la cavité cotyloïde à la tête du fémur en dehors du ligament rond très épaissi. Il existe aussi sur le pourtour de la cavité cotyloïde quelques dépôts osseux de nouvelle formation, de l'ostéite productive en un mot.

En résumé, guérison effectuée, avec conservation partielle des mouvements.

FIN

TABLE DES MATIÈRES

PREMIÈRE LEÇON

DEUXIÈME LEÇON

TROISIÈME LEÇON

MARCHE. — PRONOSTIC

FORMES DE LA COXOTUBERCULOSE

QUATRIÈME LEÇON

TRAITEMENT

FIN

SOCIÉTÉ ANONYME D'IMPRIMERIE DE VILLEFRANCHE-DE-ROUERGUE
Jules Bardoux, directeur.

www.ingramcontent.com/pod-product-compliance
Ingram Content Group UK Ltd.
Pitfield, Milton Keynes, MK11 3LW, UK
UKHW020451200726
13857UKWH00002B/667

9 782011 791221